汉竹主编·健康爱家系列

U0120329

辨清证候

辨别体质

张秀勤
精准刮痧

张秀勤 著

对证有效

因人施治

江苏凤凰科学技术出版社

全国百佳图书出版单位

·南京·

图书在版编目（CIP）数据

张秀勤精准刮痧 / 张秀勤著 . — 南京 : 江苏凤凰科学技术出版社 , 2021.01
（汉竹·健康爱家系列）（2024.3重印）
ISBN 978-7-5713-0136-1

Ⅰ . ①张… Ⅱ . ①张… Ⅲ . ①刮搓疗法 Ⅳ . ① R244.4

中国版本图书馆 CIP 数据核字 (2019) 第 032882 号

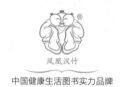

中国健康生活图书实力品牌

张秀勤精准刮痧

著　　　者	张秀勤	
主　　　编	汉　竹	
责 任 编 辑	刘玉锋　黄翠香	
特 邀 编 辑	张　瑜　仇　双	
责 任 校 对	仲　敏	
责 任 监 制	刘文洋	

出 版 发 行	江苏凤凰科学技术出版社
出版社地址	南京市湖南路 1 号 A 楼，邮编 : 210009
出版社网址	http://www.pspress.cn
印　　　刷	合肥精艺印刷有限公司

开　　　本	715 mm × 868 mm　1/12
印　　　张	19
字　　　数	300 000
版　　　次	2021 年 1 月第 1 版
印　　　次	2024 年 3 月第 7 次印刷

标 准 书 号	ISBN 978-7-5713-0136-1
定　　　价	49.80 元

图书如有印装质量问题，可向我社印务部调换。

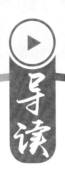

导读

中医认为：精、气、血、津液是组成人体的基本物质。这些基本物质的质量关系到脏腑器官的功能活动、生命的质量以及形体和容颜。有着深厚中医底蕴的刮痧疗法，以整体观念的思维，不直接插手病变器官局部，以出痧和开泄毛孔的"减法"方式，排出气、血、津液的代谢"废物"，宣泄体内的"浊气、浊血和浊水"，疏通经络，调理脏腑，净化体内环境。通过为脏腑器官创造良好的内环境，激发自身的自调机能、康复机能而防病治病。

大道至简的刮痧疗法不但能缓解感冒、头痛、颈肩疼痛、心悸、肠胃疾患等常见症状，对于很多慢性病，如糖尿病、高血压、高脂血症、冠心病、痛风等也有很好的辅助疗效。

张秀勤教授精准刮痧的特点就是：在介绍各种病症共性刮痧调理部位的基础上，教你简便快速辨识自己体质类型，针对自身体内环境特点选择刮痧重点，一人一方一法，还可选配其他中医外治技法，综合调理，加快病愈的速度。

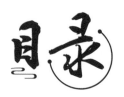

目录

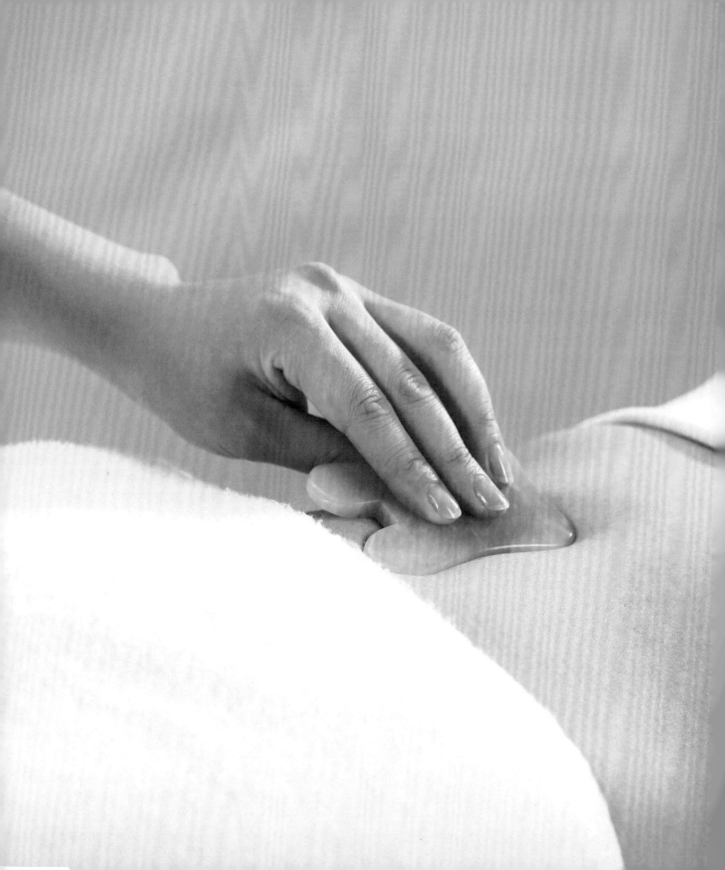

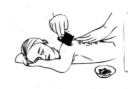

第一章

安全实用的

精准

刮痧

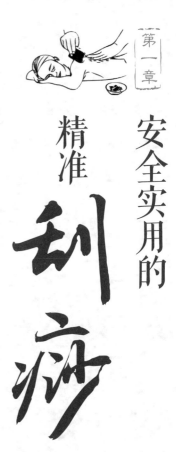

▶ 刮痧疗法历史悠久，操作简便、安全有效，流传至今。精准刮痧不用针药，而是通过刮拭刺激皮肤处的相关经络、腧穴和全息穴区，排出体内毒素，调动人体自我康复能力，调节阴阳气血与脏腑、经络，清洁净化体内环境，从而防病治病。

经久不衰的刮痧疗法

刮痧疗法古称砭法，历史悠久，是中医治疗疾病六大技法之一。小小一块刮痧板在肌肤上轻重舒缓地一刮，为人们驱走疾病，带来健康。刮痧疗法易于操作、疗效显著，这使它得以经久不衰，从古至今都是人们所青睐的治疗方法。

简便

刮痧疗法所用工具简单，只需一块薄厚合适、材质无害、使用起来顺手的小刮痧板和适量润滑剂。操作方法简单，只要掌握人体各部位的基本刮拭操作方法，随时随地可以进行，受限少。

安全

俗话说"是药三分毒"，刮痧不用针药，只需在皮肤表面刮拭身体的特定部位，就可达到改善微循环、活血化瘀、缓解疾病的效果。操作得当，一般来说对身体没有损伤，也不会出现副作用。

疗效迅速

"通则不痛，痛则不通"，这是中医对疼痛病理变化认识的名言。"不通"指经络气血不通畅，经络气血不通畅不仅可以引起疼痛，还是引起众多病症的原因。刮痧以出痧快速疏通经络的治疗方法让我们形象地感知这句至理名言。刮拭过程中随着痧的排出，经络变得通畅，疼痛及其他不适感随之减轻，甚至消失。人们常常用立竿见影来形容刮痧治疗疼痛性病症的效果。

性价比高

刮痧只需一块小刮痧板、一小瓶刮痧油，花费不过百元，疗效却很显著。特别是对于疼痛性疾病和神经血管功能失调的病症，效果更佳，对各种急慢性病也有很好的辅助治疗效果。

适应证范围广

目前刮痧疗法已广泛用于治疗各科常见病，凡可用针灸、按摩、放血疗法治疗的病症均适用于刮痧疗法，以血液循环淤滞为特征的各种病症更是刮痧疗法的适应证，而且对一些疑难杂症也有意想不到的疗效。

刮痧——适合现代人的养生方法

在祖国医学土壤中成长起来的刮痧疗法，经多代人承前启后的努力，得到了长足的发展，既汲取了古老刮痧术的精华，又结合了现代医学理论，使得古法能为今用，为现代人的健康保驾护航。

化瘀排浊，以通为补

现代人大多生活节奏快，压力大，且运动量小，高脂肪、高蛋白质饮食摄入过多，易导致营养过剩，体内代谢产物积聚较多，这正是现代人出现亚健康状态、普遍感到疲劳体弱的主要原因之一，也称为"因瘀致虚"。刮痧疗法通过刮拭刺激皮肤和皮下毛细血管、汗腺等，使体内秽浊之气得以宣泄，阻滞经络的病理产物以痧的形式排出，用减法式的"通""泄"，收到补益气血而防病保健的效果。

畅达气血，延缓衰老

刮痧活血化瘀，畅达气血，而气血是构成人体生命活动的基本物质，气血调和、通畅，才能维持组织器官的正常生理功能，延缓衰老。因此经常刮痧可以达到延年益寿的保健效果。

防微杜渐保健康

疾病的发生都有一个量变到质变的过程，病变部位会出现微循环障碍。早期的微循环障碍，无论有无自觉症状，刮痧都可改善微循环，起到保健作用。刮痧在畅达气血的同时，其实也在及时排出体内毒素，改善微循环，疏通经络。所以，经常刮痧可净化血液、促进新陈代谢，做到未病先防、既病防变，从而减少疾病隐患，维持旺盛的生命活力。

增强免疫力

免疫系统是身体的防卫部队，免疫力低下是身体生病的主要原因之一。经常刮痧，退痧的过程有助于激发免疫系统的功能，增强免疫力，这是刮痧的一个重要的保健作用，对免疫功能逐渐下降的现代人来说尤为重要。

中医角度说刮痧机理

净化体内环境，激发自调机能

　　刮痧疗法体现了中医的大智慧，依据整体观念的思维，并不直接插手或干预病变脏腑器官本身，而是通过体表刮痧开泄毛孔，皮肤出痧，宣泄体内的代谢废物浊血、浊水和浊气，净化体内环境、净化血液，为脏腑器官创造良好的体内环境，从而激发经络的自调机能，调理气血津液，实现内环境阴阳平衡，达到防病治病的效果。

疏通经络，畅达气血，扶正祛邪

　　刮痧运用各种不同的刮拭手法，刮拭不同的部位，化解淤滞，排三浊，疏通经络，畅达气血；同时刮拭刺激也是对皮、脉、肉、筋、骨的总动员，间接激发五脏系统的功能。刮痧以通为补，达到扶正祛邪、防病治病、延缓衰老的作用。

张教授小课堂

经络系统——身体里的"大药房"

　　经络是经脉和络脉的总称，经脉是宽大而畅直的气血通路，络脉是经脉的细小的网络分支，人体的所有经络都与脏腑有表里联署关系。经络系统遍布全身，好似人体里的一个"大药房"，而穴位是中药，刮痧手法是药量。刮痧通过刮拭的按压力刺激肌肤，可以增强经络系统的调控功能，从而达到防治疾病的目的。经络系统功能正常，有助于保持人体健康；若经络系统功能减弱，人就容易出现亚健康状态，甚至患病。

西医角度说刮痧机理

镇痛，松解粘连

　　刮拭刺激提高了局部组织的痛阈，使紧张或痉挛的肌肉得以舒展，有助于消除疼痛和肌肉紧张，避免受损伤的肌肉纤维化。

改善微循环，提高免疫力

　　刮痧使血管扩张及局部组织的黏膜渗透性增强，淋巴循环加速，淋巴细胞的吞噬作用及搬运力量加强。出痧可以改善微循环，排出代谢产物，促进新陈代谢。退痧的过程是自体溶血现象，可以激活机体免疫细胞功能，使机体的防御能力增强。

张教授小课堂

认识人体微循环

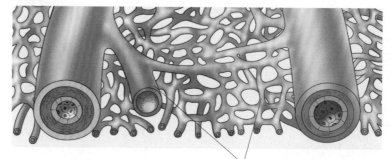

微血管：微循环部位的血管叫微血管，它的血管壁最薄，只有一层内皮细胞，上面有很多具有通透性的间隙，血液中的小分子物质可以从微血管壁的间隙中渗出渗入，进行氧气、营养物质和代谢产物的交换。

微循环：微血管网形成人体微循环，当营养物质和代谢产物不能正常交换，细胞缺氧，组织器官的代谢产物积聚，成为危害健康的内毒素时，就会发生微循环障碍。微循环障碍是引起人体出现各种亚健康症状和某些疾病的主要原因之一。

信息调整

刮痧通过作用于体表特定部位，激活体内各种生物信息，通过神经－体液传递到相关脏器，既可以增强脏腑器官的功能，又可以对体内各脏器、各系统内的信息进行良性调节。

张秀勤特色刮痧——全息经络刮痧法

全息经络刮痧术汲取了民间刮痧术精华，并融入新的医学理论，用经络学说和生物全息理论探讨体表皮肤和内脏器官的对应定位规律。

经络学说

经络学说是刮痧选经配穴的理论基础。经络是人体的综合调控系统，是人体的信息网络，负责沟通机体内外上下，运行气血、营养，传导、感应各种刺激。这张信息网上的信号结点就是各个穴位，它们是经络之气输注于体表的部位，也是刮痧治疗疾病的主要刮拭部位。根据不同病症选择对应的经络、穴位进行刮拭刺激，可以对相应脏腑器官起到很好的保健和治疗作用。

生物全息理论

生物全息理论是现代刮痧选取刮痧部位的一个新的理论依据。"全息"一词最早出现在物理学领域，是"全部信息"的简称。生物全息理论诞生于 20 世纪 70 年代，山东大学张颖清教授首先发现第二掌骨桡侧穴位群的分布恰像整个人体成比例的小缩影。随后经过进一步研究，发现这种穴位群的分布规律不仅限于第二掌骨，人体所有肢节的穴位群都具有这样的特性。生物体局部与整体具有统一性，即生物体每一局部都具有整体缩影的特征。

全息经络刮痧法

张秀勤全息经络刮痧法用经络学说和生物全息理论指导刮痧疗法的选经配穴，增加了刮痧疗法可刮拭的部位。有四两拨千斤作用的全息刮痧，多部位取穴更加方便灵活，提高了刮痧的疗效，并扩大了临床应用，使刮痧成为集诊断、治疗、保健、美容于一体的非药物疗法。

精准刮痧

张秀勤精准刮痧与中医中药治病同理，刮痧选经配穴如中药组方，刮拭手法如中药剂量。即使患同一种疾病，由于每个人体内环境有气虚、血虚、阴虚，或者血瘀（浊血）、痰湿（浊水）与气机阻滞（浊气）等性质及程度的差异，所以每个人刮痧选经配穴及刮痧手法均有区别，这就是中医辨证施刮，边诊边刮，同病不同方，一人一方，同方不同法的精准刮痧。张秀勤个性化精准刮痧针对性强，疗效更显著。

张秀勤特色刮痧——一刮多效

张教授经过多年的临床实践和潜心研究，挖掘刮痧的潜力，创立了全息刮痧法，将刮痧细化为治疗、保健、诊断、美容四个体系，并总结出各自的理、法、方、术。其总结创新的舒适减痛的身体刮痧术，美白祛斑不留痕的微整形面部美容刮痧术和四两拨千斤的全息三维精细三级刮痧术，倡导个体化、精准辨证刮痧。让人们在享受刮痧带来健康和美丽的同时，纷纷惊叹刮痧的潜力和神奇的效果。使刮痧疗法与时俱进，更适合现代人的体质和需求。

治疗疾病

刮痧治疗疾病不用针药，不针对病因、病理进行对抗性治疗，而是通过皮肤刺激，刮拭相关经络、腧穴和全息穴区，调节阴阳气血与脏腑、经络，并通过出痧宣泄体内毒素，调动人体自我康复能力，从而治疗疾病。刮痧可以治疗的疾病种类多、范围广，而且具有一次刮痧改善多种症状的效果，操作方法简便、疗效迅速，易学好用，是治疗疾病和自我调理保健的良方。

保健预防

气血是构成人体和维持生命活动的基本物质之一。气血运行通畅，人体就能保持健康；气血运行不畅，则组织器官缺氧，细胞早衰，影响人体健康。刮痧具有疏通经络，畅达气血，促进人体新陈代谢等作用，还有预防疾病、防衰抗老的效果。通过刮痧可以在疾病没有形成之前，发现气血变化的蛛丝马迹，提前进行有效的早期治疗，防微杜渐，将疾病消灭在萌芽状态中。

诊断健康

刮痧，根据经络、脏腑、气血、津液等中医基础理论，运用中医辨证的方法分析各种痧象（出痧的多少、所在的部位、颜色深浅）及皮肤的变化，阳性反应的性质、程度（局部有无疼痛，疼痛轻重、疼痛性质，刮痧时刮痧板下有无障碍和阻力），根据痧象和刮拭过程中的阳性反应的诊断规律，可以判断体内环境的寒热虚实及阴阳失调的性质、对应脏腑器官的健康状况，确定亚健康或病变部位、程度，帮助我们发现它的预警信号，还可以帮助我们预测健康发展的趋向。

美容养颜

张秀勤教授创新的不出痧通经络的面部美容刮痧法，具有祛斑，减缓皱纹，淡化痘印，改善眼袋、黑眼圈、肌肤松弛，延缓衰老的美容养颜效果，被称为"不用针刀的微整形"。面部美容刮痧结合针对不同美容问题的身体刮痧，可净化血液、疏通经络、调节脏腑、巩固祛斑除痘的效果、延缓衰老。张秀勤刮痧美容法标本兼治，使健康和美丽兼得。

张秀勤特色刮痧——
常用全息穴区示意图

　　生物全息理论揭示了生物体每一个相对独立的局部都包含着整体的全部信息，局部是整体缩影的规律，如耳朵、头部、面部、手、足、躯干、四肢等局部器官都包含着整体的全部信息，是整体的缩影，这些局部器官都有与整体各脏腑器官对应的位置，称为全息穴区。各局部器官的全息穴区与体内失调的各脏腑器官出现的病理改变具有"一枯俱枯，一荣俱荣"的对应关系。

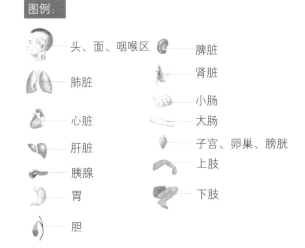

图例：

头、面、咽喉区		脾脏	
肺脏		肾脏	
心脏		小肠	
肝脏		大肠	
胰腺		子宫、卵巢、膀胱	
胃		上肢	
胆		下肢	

面部

　　面部为全身的缩影。面部正中从额头至下颌是躯干的缩影，额头对应头颈部，两眉间对应肺脏，两眼间对应心脏，鼻中部对应肝脏，肝右侧为胆区，左侧为胰腺区，眼睛下面、鼻两侧为大小肠区，鼻翼部对应脾胃，上唇对应膀胱及卵巢，下唇对应肾及子宫，两颧外上方对应上肢，口唇两侧对应下肢。

刮拭注意事项

1. 面部刮痧前涂专用美容刮痧乳，以免干刮损伤皮肤。
2. 从内向外沿肌肉纹理走向刮拭，顺应骨骼形态单方向缓慢刮拭。
3. 面部刮拭应缓慢、轻柔、均匀、平稳地刮拭，刮拭角度小于15°，以免出痧。
4. 面部痤疮急性期、炎症明显时，不宜刮拭面部。有红血丝处酌情轻刮或禁刮。

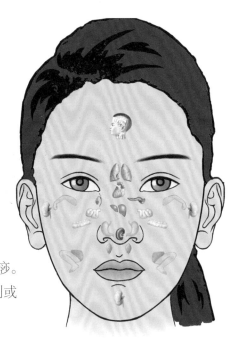

面部全息穴区示意图

头部

前头部：头部前发际上下旁开约 0.5 寸的条带，正中额中带对应头面部，额旁 1 带对应胸部心肺胸膈，额旁 2 带对应上腹部脾胃、肝胆、胰腺，额旁 3 带对应下腹部肾、膀胱、泌尿生殖器官。

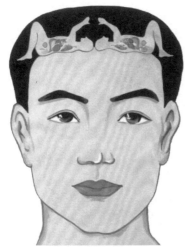

头部全息穴区示意图 1-1

头顶部：头顶部额顶带是神庭穴至百会穴的连线，左右各旁开约 0.5 寸的条带。前 1/3 对应胸部脏器，中 1/3 对应上腹部脏器，后 1/3 对应下腹部脏器。

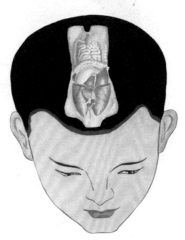

头部全息穴区示意图 1-2

手指同身寸取穴法

这里所说的寸不是我们平常所指的度量尺度，而是中医专门用来测量经络穴位位置的长度，即以被取穴者本人手指某一段的长度或宽度为标准单位来量取穴位，称为"同身寸"。

拇指同身寸：以被取穴者拇指指间关节的横向宽度为 1 寸。此法常用于四肢部位。

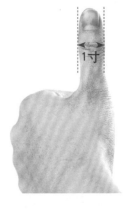
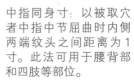

中指同身寸：以被取穴者中指中节屈曲时内侧两端纹头之间距离为 1寸。此法可用于腰背部和四肢等部位。

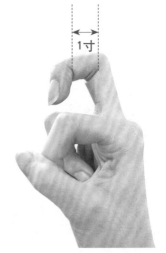

横指同身寸：将被取穴者的食指、中指、无名指、小指并拢，以中指中节横纹处为标准，四指的宽度为 3 寸。

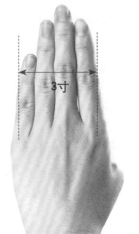

侧头部：顶颞前斜带是前顶穴至悬厘穴的连线，向前后各旁开约 0.5 寸的条带，反映全身运动功能，上 1/3 对应对侧下肢，中 1/3 对应对侧上肢，下 1/3 对应头面神经及口腔。顶颞后斜带是百会穴至角孙穴的连线，向前后各旁开约 0.5 寸的条带，反映全身感觉功能，上 1/3 对应对侧下肢，中 1/3 对应对侧上肢，下 1/3 对应头面神经及口腔。

后头部：顶后斜带在顶后部，即由络却穴至百会穴连线两侧各旁开约 0.25 寸的条带，对应颈肩部。顶枕带在顶枕部，即从百会穴至脑户穴连线左右各旁开约 0.5 寸的条带，对应头颈、腰背、腰骶及眼部。枕下旁带在枕部枕外粗隆下方，即玉枕穴至天柱穴连线左右各旁开约 0.25 寸的条带，对应小脑、后头、手、足。

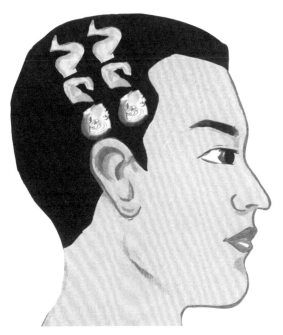

头部全息穴区示意图 1-3

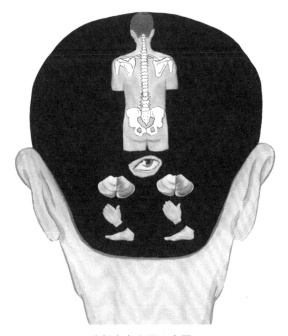

头部全息穴区示意图 1-4

刮拭注意事项

1. 头部刮拭一般不涂刮痧油，头发稀少者可酌情涂少量刮痧油。
2. 宜在白天刮拭头部，睡前禁刮，以免神经兴奋性增强，不易入睡。
3. 侧头部宜从前上向后下方刮拭；头顶部宜从后向前或从前向后刮拭；后头部宜从上向下刮拭。
4. 头皮有毛囊炎、疖肿的部位要避开刮拭。
5. 严重动脉硬化或糖尿病患者，要适当减小刮痧时对头部的按压力。

耳部

耳垂处从下向上为咽喉区、眼区、内耳区、下颌区、舌区、牙区。

耳轮从下向上为头区、颈椎区、胸椎区、腰椎区及四肢区。与外耳道相连的下耳窝处为肺区、心区，上耳窝处从下向上为胃区、脾区、肝区、胆区、胰区、肾区、小肠区、大肠区、膀胱区、生殖系统区。

耳背处有一条深沟是降压沟，以此沟为界，近耳轮侧从上至下为心区、肝区，近耳根侧从上向下为肺区、脾区，降压沟下方耳垂处是肾区。

刮拭注意事项

1. 耳部刮痧一般不涂刮痧油。

2. 以刮痧板边刮拭耳前、耳背，以刮痧板角部按揉耳蜗内穴区。

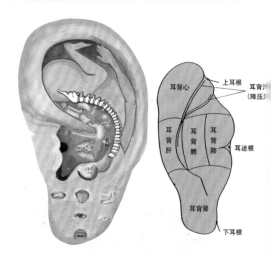

耳部全息穴区示意图

颈肩部、腰背部

颈肩部： 第 1~7 颈椎及两侧 3 寸宽的范围是头面部、颈部、上肢的脊椎对应区。颈椎第 1~4 节反映头部、面部、五官的健康状况，第 4~7 节反映咽喉、扁桃体、甲状腺、颈部的健康状况，颈椎第 6~7 节反映肩、上肢的健康状况。

腰背部： 各脏腑脊椎对应区的范围是与脏腑同水平段内的脊椎及两侧 3 寸宽的范围。胸椎区是胸腔脏器心肺、肝胆、脾胃和背部的对应区，腰椎和腰骶椎区是腹腔脏器肾、大小肠、膀胱、生殖器官和腰部、下肢的对应区。

刮拭注意事项

1. 颈部从上向下刮，肩部从内向外刮。

2. 体瘦者颈椎突起明显的地方，按压力不可太大，以防损伤脊柱。

3. 脊髓型颈椎病患者的后颈部禁刮。

4. 喉结两侧的人迎穴是颈总动脉部位，刮拭按压力要小，速度宜慢。

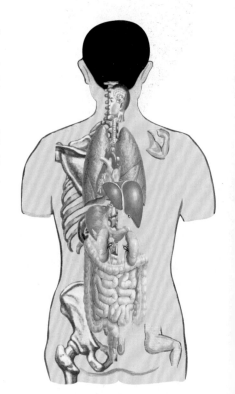

颈椎、脊椎对应区示意图

胸部、腹部

胸部：有心脏、气管、支气管、肺、肝胆、脾脏的体表投影区。左胸部为心脏体表投影区；前胸部为肺脏体表投影区；上中腹部、左上腹胁、肋部为脾胃体表投影区；左胸胁为胰腺体表投影区；右胸胁为肝脏体表投影区；靠近横膈的体表区域为横膈的体表投影区。

腹部：是腹腔脏器的体表投影区，脐腹部为大小肠体表投影区；小腹部的体表区域为膀胱的体表投影区，女性为膀胱与子宫的体表投影区，小腹两侧的体表区域为卵巢的体表投影区；腰部两侧的体表区域为肾脏的体表投影区。

刮拭注意事项

1. 胸部从内向外沿肋骨缓慢刮拭，不可用力过大、过猛、过快，以防伤及肋骨。
2. 乳头处禁刮。禁用刮痧板棱角刮肋间隙。
3. 用角度小、按压力大、速度慢的手法刮拭脏腑体表投影区。
4. 腹部从上向下刮拭，内脏下垂者自下向上刮拭。
5. 腹部柔软，腹腔内有很多重要脏器，刮拭手法应柔和、缓慢。
6. 饭后不可立即刮拭，饭后半小时才可进行刮痧。
7. 腹痛者应确诊后再刮，内脏出血、急腹症患者禁刮腹部。

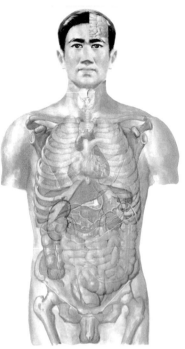

胸部、腹部体表投影区示意图

四肢、手部、足部

四肢：四肢部位的每节肢体都是一个完整的全息胚，都是人体的缩影。全息穴区的分布，远心端为头区，近心端为足区。依照从头到足各器官的次序来排布。

刮拭注意事项

1. 四肢需分段从上向下刮拭，每次以治疗的穴位为中心刮拭一段长度。
2. 静脉曲张部位应从下向上刮拭且刮拭力度要小，严重静脉曲张部位不可刮拭。
3. 关节部位需顺应骨骼形态向下方滑动刮拭。膝关节部位有积水者、关节急性炎症期，局部不可刮。
4. 肘窝、膝窝部位可以用拍打法，有静脉曲张的膝窝部位不可用拍打法。
5. 肌腱、韧带损伤急性期不宜刮痧。
6. 手背、第二掌骨、足背皮肤较薄处，应涂刮痧油后再刮拭。
7. 饭后不宜立即刮拭足部，应至少在饭后半小时进行。刮拭完足部后，要注意足部保暖，不要让凉风直吹足部。

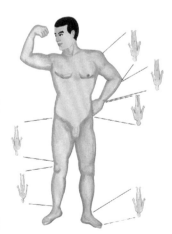

四肢全息穴区示意图

手部

手内侧：拇指外沿与第1掌纹间：心区；第1掌纹与第2掌纹之间，由上而下依次为：肝胆区、胃区、肾区、膀胱区和内生殖区；第2掌纹与第3掌纹之间，由上而下依次为：脾区、大小肠区；第3掌纹与第2~4指根间为：双眼区（食指与中指根交叉点下、中指根与无名指根交叉点下）、鼻口区（中指根直下）；第3掌纹与第4~5指根间为：肺区。

手外侧：第3掌骨：手背以中指和第3掌骨为中心是脊椎的缩影，中指靠近第3掌骨处的指节为颈椎区，另两指节对应后头、大脑。第3掌骨为胸腰椎区，上部对应上背部胸椎部分，中部对应中背部胸椎以及第1、2腰椎，下部对应第3~5腰椎和骶尾椎。手背第4、5掌骨间上1/3处对应肩部。手食指和无名指对应左右上肢，大拇指和小指对应左右下肢，中指对应颈椎和头部。

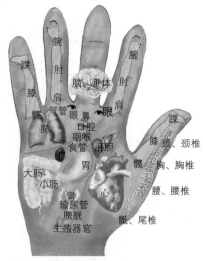

手部全息穴区示意图 1-1

手部全息穴区示意图 1-2

第二掌骨桡侧：根据生物全息理论，第二掌骨是整体的缩影，将其分为五区，从近指节处向下依次是头颈区、胸区、上腹区、下腹区和下肢区。远心端1为头颈区，对应头颈部，反映头部、五官、颈肩的健康状况；2为心肺区，对应心肺，反映肺、心、胸、气管、背部的健康状况；3为上腹区，对应胃、十二指肠，反映胃、脾、肝、胰腺、十二指肠的健康状况；4为下腹区，对应下腹部泌尿生殖器官，直肠，反映肾、膀胱、生殖器官的健康状况；近心端5为下肢区，对应足部、下肢，反映腿、膝、足的健康状况。具体划分如下（见本页手部全息穴区示意图1-4）：头穴下依次为颈穴、上肢穴、肺心穴、肝穴、胃穴、十二指肠穴、肾穴、腰穴、下腹穴、腿穴和足穴。

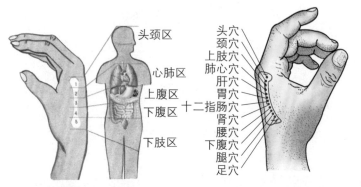

手部全息穴区示意图 1-3

手部全息穴区示意图 1-4

足部

足背：大脚趾下是扁桃体区；其他四趾下是头颈淋巴区；第1、2趾缝纹下方是胸部淋巴腺；第2、3、4趾下方足背处是胸、乳房、胸腺区；与小腿连接处是上身和下身淋巴腺区。

足底：大脚趾：头区；2、3趾：眼区；4、5趾：耳区；大脚趾下、脚掌骨上：鼻区；前脚掌其余四趾下：肺区；左脚肺区左下方：心区；右脚肺区右下方：肝胆区；两脚心：肾区；肾区旁边靠近脚内侧处：胃区；胃区和肾区以下，依次是：肠区、膀胱区、生殖系统区。

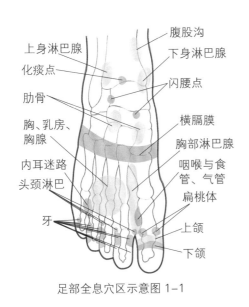

足部全息穴区示意图 1-1

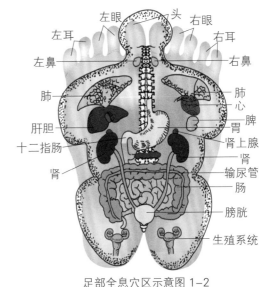

足部全息穴区示意图 1-2

足内侧：是脊椎的缩影。内侧大脚趾对应头部颈椎，足背侧对应胸椎、腰椎，足跟处对应腰骶和尾椎。

足外侧：小脚趾下为肩区，足弓处为肘关节区，足跟处为膝区和髋关节区。

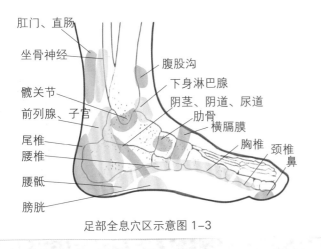

足部全息穴区示意图 1-3

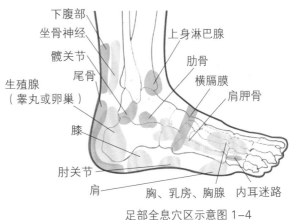

足部全息穴区示意图 1-4

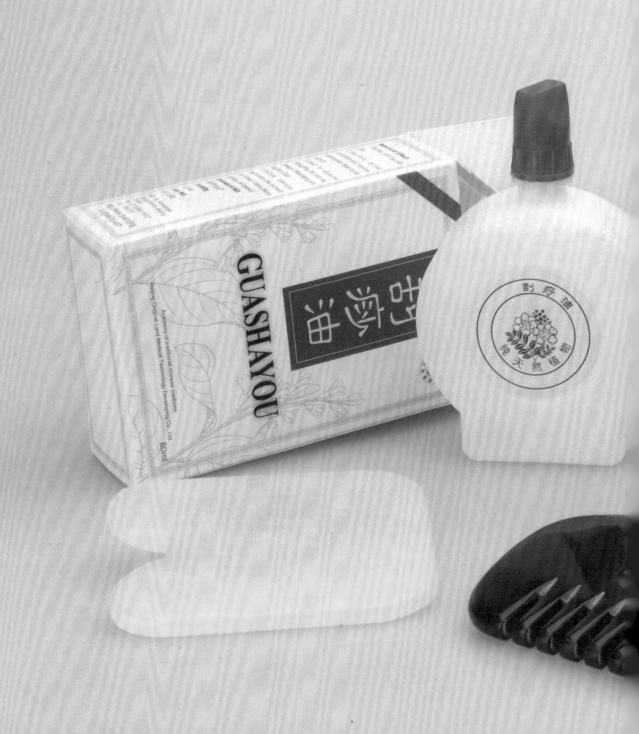

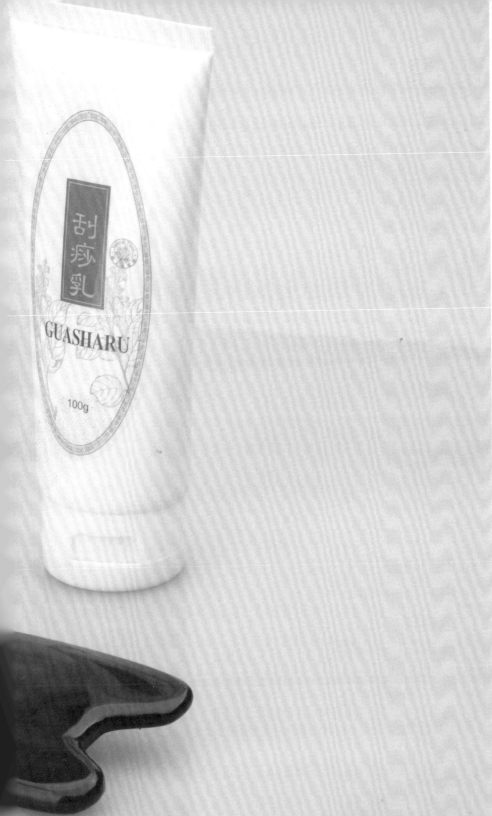

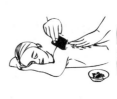

第二章

精准安全的刮痧技巧

▶ 精准刮痧有一套基本刮拭方法和操作步骤，还有一些必须了解的注意事项，掌握了这些原则和操作技巧，就算是新手也能很快学会精准安全的刮痧疗法。

认识刮痧器具

古代人曾用汤勺、铜钱、嫩竹板等作为刮痧器具，用清水等作为润滑剂，这些简单的用具有或多或少的缺陷。多年临床实践证明，全息经络刮痧板的边角形态与人体各部位的解剖形态比较契合，再配合使用具备一定药理作用的专业刮痧润滑剂，不但能使刮拭刺激到位，还有助于增加刮痧的舒适感。

全息经络刮痧板

全息经络刮痧板一般为玉石制品。呈长方形，边缘光滑，四角钝圆。其两长边可刮拭身体平坦部位的全息穴区和经络穴位，一侧短边为对称的两个半圆角，其两角部除适用于人体凹陷部位刮拭外，更适合做脊椎部位及头部全息穴区的刮拭。刮痧板的上端中心部位还设有小孔，可以穿入线绳，便于携带，以免跌落损坏。同样形状的、小体积的刮痧玉板为手部全息精细三维刮痧专用板。

多功能刮痧板梳

在原有全息经络刮痧板形状的基础上，将一个长边设计加工成粗厚的梳齿状，便于疏通头部的经穴，既能使用一定的按压力，又不伤及头部皮肤，也不易产生静电。其余部位使用方法与全息经络刮痧板相同。多功能全息经络刮痧板梳既适合躯干和四肢刮痧，又适合头部刮痧。

面部美容刮痧玉板

面部美容刮痧玉板四个边形状均不相同，其边角的弯曲弧度是根据面部不同部位的解剖形态设计的，短弧边适合刮拭额头，长弧边适合刮拭面颊，两角部适合刮拭下颌、鼻梁及眼周穴位。

清洁的毛巾或纸巾

用于刮拭过程中和刮拭后的擦拭。要选用清洁卫生、柔软，对皮肤无刺激、无伤害的毛巾或纸巾。

刮痧油

刮痧油选用具有清热解毒、活血化瘀、消炎镇痛作用的，且没有毒副作用的中草药及渗透性强、润滑性好的植物油加工而成的。中草药有助于疏通经络、宣通气血、活血化瘀，植物油有滋润、保护皮肤的作用。刮痧时涂以刮痧油不但能减轻疼痛，加速病邪外排，还可保护皮肤，预防感染，使刮痧安全有效。

美容刮痧乳

美容刮痧乳为含有中草药成分的软膏剂型，润滑性好，其中的中药成分药性平和，有活血化瘀、改善面部微循环、滋养皮肤的功效，对皮肤无刺激，无副作用。面部刮痧时应用美容刮痧乳。因为刮痧油是液体的，涂于面部时，很容易流到或滴到眼睛里、脖颈处。

全息经络刮痧板

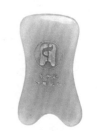

全息精细三维
刮痧板

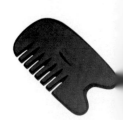

多功能刮痧板梳

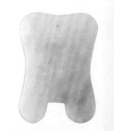

面部美容刮痧玉板

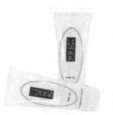

面部美容刮痧乳

持板方法

　　正确的持板方法是用手握住刮痧板，将刮痧板的底边横靠在手掌心部位，拇指与其他四指呈弯曲状，分别放在刮痧板两侧，刮痧时用手掌心部位施加向下的按压力。

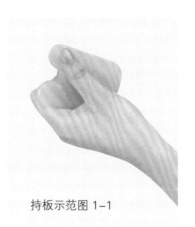

持板示范图 1-1

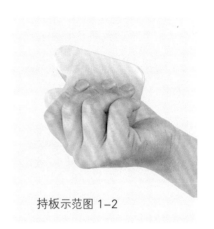

持板示范图 1-2

注意事项

刮痧板的清洗：可用肥皂清洗，或以酒精擦拭消毒；水牛角刮痧板不可高温消毒。

刮痧板的保存：水牛角刮痧板洗净后应立即擦干，最好放在塑料袋或皮套内保存，防止开裂。玉质刮痧板保存时要避免磕碰。

刮痧板的使用：刮痧板最好专板专用，避免发生交叉感染。

不要用红花油作应急刮痧油：否则易引起皮肤过敏或生黑斑。在没有专用刮痧油的时候，可以用水、植物油等作应急代替品。

刮痧要领——掌握刮痧七要素

　　张秀勤刮痧是将手足头全息三维精细刮痧术、舒适减痛的躯干四肢刮痧术和美白祛斑不留痕、具有微整形效果的美容刮痧术集一体的刮痧术。从实践中总结出的刮痧七要素是刮痧操作的精髓，即刮拭的按压力、角度、速度、面积、方向、长度和宽度、时间。掌握了刮痧七要素，可以极大地减轻刮痧过程中的疼痛感，使刮痧成为舒适享受的过程。常用刮痧方法就是刮痧七要素不同变化组合，其区别就在于刮痧按压力、速度、角度、面积等要素的变化。

按压力

刮痧时除向刮拭方向用力外，更重要的是要有向肌肤内的按压力，须使刮拭的作用力根据需要分别传导到肌肉、血脉、筋。始终要保持按压力均匀、平稳，不要忽轻忽重、头轻尾重和头重尾轻。

将刮痧的按压力从皮肤到骨骼设为10分，轻放皮肤上为1分，无压力。按压在骨骼上为10分，为重刮法。取其中为5分，渗透至肌肉之中，为中等压力。2~3分力是轻刮法，为补法，激发潜能，补充能量。4~6分力是中等压力，为平补平泻法，调动机体自调机能，有补有泻，自动调平衡，畅通气血、津液。7~9分力是重刮法，可达筋膜及骨骼之上，为泻法，宣泄三浊。泻法刮拭时间宜短，避免耗损正气。

刮拭长度

一般以穴位为中心，以大于穴区范围为原则。如果需要刮拭的经络较长，可分段刮拭。对于手、足、头部较小的全息穴区，刮拭长度较短，甚至需分段刮拭。

刮拭角度

刮拭角度以利于减轻被刮者疼痛感和方便刮拭为原则。刮痧板与刮拭方向皮肤间的夹角大于45°时，会增加疼痛感，一般来说刮拭角度宜小于45°。在疼痛敏感的部位，角度最好小于15°。

刮拭速度

恰当的刮拭速度应与人体心脏跳动的频率相合，每分钟60~80次，可借助心脏收缩推动血液运行之力，既体感舒适，又可以减轻疼痛。刮拭速度快于以上节律时为快刮法，慢于以上节律时为慢刮法。

快刮法速度快，按压力小，作用部位浅表，适合体质虚寒者短时间刮拭，有益气活血、温经通络的效果。

慢刮法速度慢，按压力大，作用部位深达筋肉，可化解深部血瘀，利于减轻刮拭疼痛。手、足、头部全息穴区部位小，刮拭速度宜与呼吸节律相同，每分钟15~20次。

刮拭方向

背部、腹部、四肢自上而下刮（肢体水肿、静脉曲张、内脏下垂则从下向上刮）；面部、肩部、胸部从内向外刮。

点、面、线相结合

点即穴位。面指刮痧治疗时刮板边缘接触皮肤的部分，约有1寸宽。这个面，在经络来说是其皮部，在全息穴区来说，即为其穴区。线指经络。点、面、线相结合的刮拭方法，是在疏通经络的同时，加强重点穴位的刺激，并保持一定的刮拭宽度。因为刮拭的范围在经络皮部的范围之内，经络线就在皮部范围之下，刮拭有一定的长度，便于准确地包含经络，而对全息穴区的刮拭，更是具有一定面积的区域。刮痧法，以疏通经络为主，重点穴位加强为辅。经络、穴位相比较，重在经络，刮拭时重点是找准经络，宁失其穴，不失其经。只要经络的位置准确，穴位就在其中，始终重视经络整体疏通调节的效果。点、面、线相结合的方法是刮痧的特点，也是刮痧简便易学、疗效显著的原因之一。

刮拭时间

刮拭时间一般视被刮拭者的体质、病情，治疗刮拭部位、刮拭的力度等而定，一般一次刮痧总体时间应在20分钟之内，最长不应超过30分钟，初次刮痧、体弱者及刮拭速度快时还应适当缩短时间。

刮拭治疗间隔

刮痧治疗间隔也要根据被刮拭者的体质、刮痧后的恢复情况而定。痧的消退一般需要5~7天，痧消退的时间快慢与被刮者体质、病情、出痧部位、痧的颜色和深浅，以及刮痧次数有直接的关系。同一部位两次刮痧治疗时间应间隔5~7天，皮肤无痧斑、被刮处用手轻触无痛感，方可进行第2次治疗刮痧。在痧未消退时，可以刮拭与病变部位相对应的手、足、头、四肢等部位的全息穴区。

常用刮痧方法

面刮法

　　将刮痧板长边的 1/2 或整个长边接触皮肤，刮痧板向刮拭的方向倾斜，自上而下或从内到外均匀地向同一方向直线刮拭，每次有一定的刮拭长度。刮痧板倾斜的角度一般是 30~60°，45° 最常用。此方法常用于躯干、四肢平坦部位的刮拭。

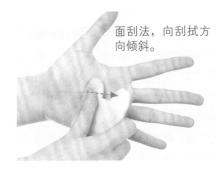

面刮法，向刮拭方向倾斜。

厉刮法

　　将刮痧板角部与穴区垂直，刮痧板始终不离皮肤，并施以一定的压力做短距离（2~3 厘米）前后或左右摩擦刮拭。这种方法常用于头部面积较小的全息穴区和头部单穴刮拭。

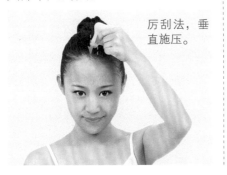

厉刮法，垂直施压。

角刮法

　　单角刮法：用刮痧板的一个角在穴位处自上而下刮拭，刮痧板向刮拭方向倾斜 45°。

　　双角刮法：以刮痧板凹槽部位对准脊椎正中间，双角放在脊椎棘突和两侧横突之间部位，向下倾斜45°，自上而下刮拭。常用于同时刮拭脊椎两侧的部位。

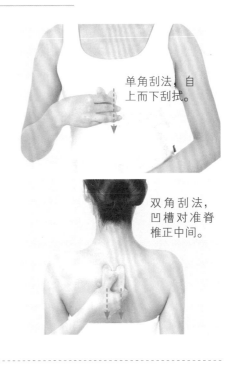

单角刮法，自上而下刮拭。

双角刮法，凹槽对准脊椎正中间。

按揉法

　　平面按揉法：用刮痧板角部的平面以小于 20° 按压在穴位上，做柔和、缓慢的旋转运动，刮痧板角部平面始终不离开接触的皮肤，按揉压力应渗透至皮下组织或肌肉。常用于合谷穴、足三里穴、内关穴等以及手、足全息穴区和其他疼痛敏感点。

　　垂直按揉法：将刮痧板的边缘以 90° 垂直按压在穴位上，柔和、缓慢地向下施压，刮痧板始终不离开所接触的皮肤。常用于骨缝部的穴位和第二掌骨桡侧全息穴区。

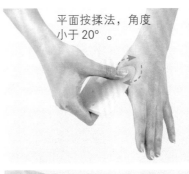

平面按揉法，角度小于 20°。

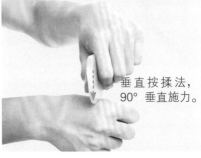

垂直按揉法，90° 垂直施力。

点按法

将刮痧板角部与穴位呈 90° 垂直，向下按压，由轻到重，逐渐加力，片刻后迅速抬起，使肌肉复原；多次重复，手法连贯。常用于人中穴、膝眼穴等处。

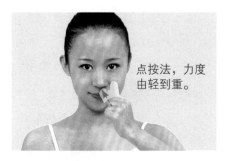

点按法，力度由轻到重。

拍打法

将五指和手掌弯曲成弧状，用手指掌拍打。拍打法多用于四肢，特别是肘窝和膝窝的经穴。躯干部位和颈部禁用拍打法。拍打前一定要在拍打部位涂抹足量的刮痧油。气滞血瘀严重时，拍打肘窝和膝窝可能会有青黑色的、较密集的痧象出现。

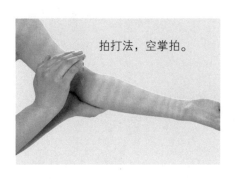

拍打法，空掌拍。

平刮法

操作方法与面刮法相似，只是刮痧板向刮拭方向倾斜的角度小于15°，刮拭速度缓慢。平刮法可以减轻疼痛，适合刮拭身体较敏感部位，如面部、胸胁部、脏腑器官体表投影区等。

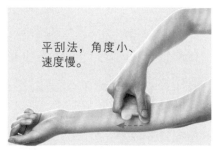

平刮法，角度小、速度慢。

推刮法

以刮痧板整个长边接触皮肤，刮痧板向刮拭的方向倾斜，角度要小于 45°（面部刮痧时要小于15°），自上而下或从内向外均匀地向同一方向缓慢直线刮拭。推刮法比平刮法按压力要大、刮拭速度要慢、每次刮拭距离要短。

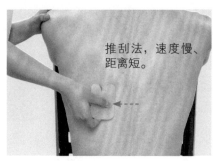

推刮法，速度慢、距离短。

揉刮法

以刮痧板平面及整个长边接触皮肤，角度小于 15°，均匀、缓慢、柔和地作弧形移动刮拭。揉刮法可以减轻疼痛，多用于刮拭平坦的背部或疼痛敏感点。

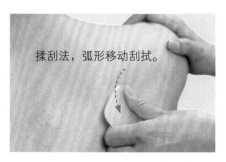

揉刮法，弧形移动刮拭。

软坚散结法

刮痧时遇到砂砾、结节不可生硬刮拭，可用软坚散结法。软坚散结法是快速消散结节的减痛刮痧方法。

根据结节的大小确定刮痧板接触皮肤的部位，角度要小于15°。刮痧板大面积接触皮肤，连续做缓慢均匀、柔和的揉刮法，弧形旋转移动刮拭。刮痧板向前推进的按压力大于回旋的按压力。

根据结节的深浅部位，决定刮痧板的按压力大小。分别从四周向结节中心部位推送气血津液，以软化结节。由浅入深逐层加力的同时，间断配合推刮法、揉刮法刮拭结节处。

推、揉、刮交替进行，逐层推送气血、津液，使结节逐渐软化、消散。消散各种沙砾、结节是疏通经络的关键。

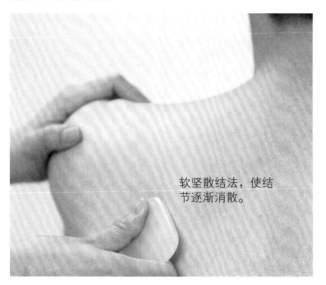

软坚散结法，使结节逐渐消散。

刮痧的补泻手法

根据刮拭时速度的快慢、刮拭力度的轻重、刮痧时间的长短，可将刮拭手法可以分为补法、泻法和平补泻法。

刮痧的补泻手法是指刮拭速度的快慢、刮拭力度的轻重、刮拭时间的长短。

补法

刮拭力度轻，速度慢，刮拭时间短。适用于久病、重病、体弱、虚证患者。

泻法

刮拭力度重，速度快，刮拭时间长。此法原则上适用于年轻体壮者以及新患病、患急病或实证者，但因疼痛感强烈而较少应用。

平补平泻法

是补法和泻法的结合，刮拭力度适中，速度不快不慢，刮拭时间也介于补法和泻法之间。适用于虚实夹杂证的治疗或正常人保健。对于实证患者多采用刮拭力度大、速度慢的手法刮拭，这也属于平补平泻的一种手法。

刮痧的补泻手法不完全等同于补泻作用。刮痧是宣泄疗法，无论用何种刮拭手法，只要刮拭出痧，毛孔开泄，就可达到宣泄病气的作用。出痧就是宣泄血液中的毒素，出痧后迅速疏通了经络，新鲜的血液为细胞补充了氧气和营养物质，会有明显的补益效果。刮痧的作用特点是"以泻为补""以通为补"。但如果长时间用速度慢、压力小的补法刮拭，毛孔大面积开泄，就会出痧过多，损伤正气，出现泻的效果。

原则上实证刮痧时要用泻法，虚证时要用补法。但在实际应用中，单纯的虚证或实证较少，较多的还是虚实夹杂之证，所以刮痧中常运用的还是平补平泻法。

刮痧操作步骤

第一步：选择环境

以空气新鲜、冷暖适宜的室内环境为佳，室温以不低于18℃为宜。室温过高时应避免空调或风扇的冷气直吹。

第二步：选择体位

根据刮拭部位选择合适的刮痧体位，选择既便于刮痧者操作，又能充分暴露所刮部位，被刮者感到肌肉放松、可持久配合的体位。

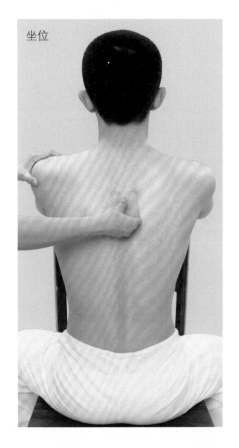
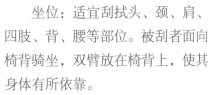

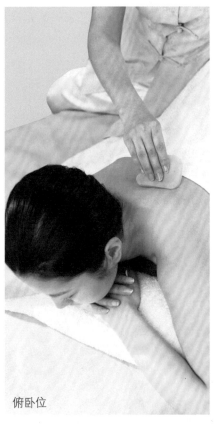

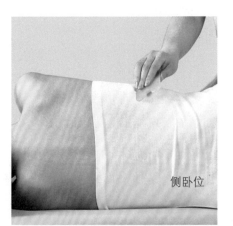

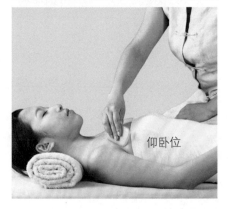

坐位：适宜刮拭头、颈、肩、四肢、背、腰等部位。被刮者面向椅背骑坐，双臂放在椅背上，使其身体有所依靠。

俯卧位：适宜刮拭后头部、背、腰、下肢后侧等部位。取俯卧位时腹部下垫一软枕，托起腹部，避免腰部下陷，肌肉紧张。

侧卧位：适宜刮拭侧头部、面颊一侧、侧颈部、侧胸部、侧腹部、侧上肢部、侧下肢部等部位。

仰卧位：适宜刮拭前头部、面部、胸、腹、下肢前侧等部位。

第三步：选定刮痧部位

　　根据体质、病症和治疗原则，选定并充分暴露要刮拭的部位，用纸巾保护好刮拭部位下面的衣服，以免沾上刮痧油。若刮拭部位皮肤不清洁，需先用温热毛巾清洁皮肤。

第四步：刮痧操作

　　在刮拭的全息穴区和经络穴位处涂刮痧油[①]，用刮痧板边缘将皮肤上的刮痧油涂均匀，再根据刮拭部位选择恰当的刮痧方法刮拭。面部刮痧则是先涂刮痧乳，再刮痧。

第五步：刮痧后护理

　　刮拭完毕后，将清洁的纸巾按压在所刮之处，边擦拭残留油渍，边进行按揉。结束后迅速穿衣保暖，饮适量温开水。

第六步：确定刮拭顺序

　　刮痧对刮拭顺序无严格要求，可以根据需要选择刮拭部位。为减少穿脱衣服的次数，可以按照先上后下、先背腰后胸腹、先躯干后四肢的顺序。

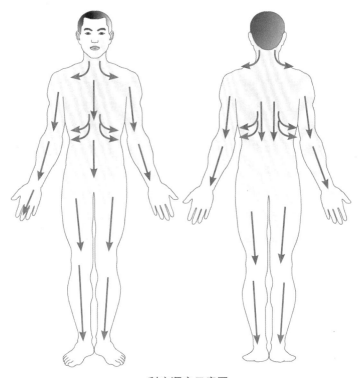

刮痧顺序示意图

　　[①] 刮痧可分为涂刮痧油刮拭法和不涂刮痧油刮拭法。不涂刮痧油刮拭法刮拭时间短，直接在皮肤上刮拭，刮至局部潮红或有微热感即可，常用于刮拭耳部、头部等部位。涂刮痧油刮拭法适用广泛，本书介绍的刮痧操作，无特别说明均是涂刮痧油刮拭法。面部则应涂刮痧乳。

刮痧时的反应

刮痧时不仅有出痧与不出痧的区别，刮痧板下还会有平顺、不平顺、砂砾、结节、肌肉紧张僵硬或松弛萎软等不同的阳性反应。痧象和阳性反应是通过刮痧这种治疗方法，身体传递给我们的健康与疾病的信息语言，学会辨识这些信息语言，我们可以更好地运用刮痧来防治疾病，保健身体。

疼痛

用刮痧板进行刮拭出现疼痛时，即中医所说的"不通则痛"，多提示被刮者气滞血瘀或局部血脉空虚。

出现阳性反应

有的刮痧部位不出痧，却会在刮拭时出现不平滑、砂砾、结节等阳性反应，这与局部血液循环状态有关。气血不畅，血脉空虚，局部组织出现增生或粘连时，刮拭部位就不会出痧，而是出现阳性反应。经络气血失调的程度不同，阳性反应的状态、性质则有所区别。经络气血失调的时间越长，阳性反应越明显。

出现痧斑

刮痧时出痧，当刮拭停止，出痧也立即停止，多提示局部经络有气滞血瘀现象。痧的颜色深浅、形态疏密、范围大小与局部血脉淤滞的时间长短、严重程度和淤滞的范围有关。血脉淤滞的时间越长，血液中的代谢产物越多，痧色越深，痧象越密集，范围越大。

不一样的"无色痧"

出痧是刮痧后皮肤上出现的显著变化，而另一个常见的变化是刮拭部位皮肤的颜色没有改变，却迅速增厚，毛孔张大。严重者甚至从毛孔中渗出油脂样、藕粉样的液体。我给它起个名字叫"白色的痧"或者"无色痧"。皮肤增厚的变化主要与各种体液有关。在淋巴循环障碍的部位、体液淤滞的部位特别容易出现这种情况。中医将这种病理变化称为"湿气"。张开的毛孔可以排泄汗液、尿素、氨等物质。我将这些物质统称为"浊水"和"浊气"。体内湿气越严重，"无色痧"现象越明显。这种"无色痧"有很好的排出体内湿气、湿邪的作用。

不出痧

很多人对刮痧疗法有一个认识上的误区，认为刮痧一定要出痧才有效果。其实出痧与不出痧是由血液循环的状态决定的，不可强求出痧。在血流缓慢、有血液淤滞的部位刮拭时会很快出痧；在血脉空虚、血液不足的部位，如肌肉痉挛、僵硬或有粘连、结节的部位，刮拭时间再长，也不会有多少痧出现。

不出痧不代表没有效果，刮痧在体表的刺激作用，能调节神经系统的兴奋与抑制反应，增强其传导功能。通过神经—体液的传递到达相关脏器，既可以增强健康脏器的功能，又可以对体内各脏器、各系统内的异常信息进行良性调节。不出痧也没关系，只要刮到毛孔开泄、局部发热、皮肤微红就有一定的防治效果，可缓解肌肉的痉挛、僵硬，松解粘连、软化结节，有效畅通经络，促进气血运行，有益于血液循环，改善骨关节的功能活动。

刮痧后的反应

正常反应

痧象：刮痧后，可能有的部位皮肤会出现颜色不同的痧象，有时甚至会在皮肤下深层部位触及大小不同的包块状痧，这些部位的皮肤可能第二天才显现出深色的痧斑。这些一般属于刮痧后的正常出痧现象，它们提示了不同的健康信息，痧的消退一般需要 5~7 天。

疼痛感：虽然通过减小刮痧板与皮肤的夹角、均匀用力、缓慢刮拭等方法可以减轻刮痧过程中的疼痛感，但疼痛感是经络气血不通畅的标志，并不能完全消失。刮痧完毕后，出痧多处或出现结节等不平顺的部位，在 1~2 天之内触摸出痧局部时，会有轻重不同的疼痛感。

张教授小课堂

痧的消退过程

痧的消退过程是指刮痧所出的痧象逐渐浅淡，直至完全消散，恢复皮肤本色。排出于血管之外的痧是不受机体欢迎的"异物"，会被吞噬、分解，分解物会随汗液、呼吸、尿液等排出体外。痧消退的过程不是体内毒素以原有的形态被机体再吸收，而是激活了体内具有免疫功能的细胞，提高了机体自身清除异物的能力，提高免疫功能，是刮痧的另一功效，也称为刮痧的后效应。

异常反应

反应	症状特点	防治措施
疲劳、感冒	少数体质虚弱者若刮痧时间过长，刮痧后 24 小时内可能会有疲劳反应。体质极虚弱者若刮痧时间过长，刮痧后又不注意避风、保暖，偶尔会出现感冒现象	一般不需处理，只要注意休息即可很快恢复正常。注意避风保暖，正确掌握刮痧时间就不会出现疲劳、感冒现象
晕刮	晕刮是在刮痧治疗过程中出现的晕厥现象。如空腹、熬夜后刮痧，以及刮痧时间过长，手法不当，体质虚弱、敏感者可能会出现晕刮。发生晕刮时，轻者精神疲倦、头晕目眩、面色苍白、恶心欲呕、出冷汗、心慌、四肢发凉；重者血压下降，甚至出现短时间的晕厥	立即停止刮拭。抚慰被刮者，使其勿紧张，帮助其平卧，注意保暖，饮温开水或糖水。马上拿起刮痧板用角部点按人中穴，及对百会穴和涌泉穴施以泻刮法有助好转。晕刮好转后，再刮拭内关穴、足三里穴

如何减轻刮痧时的疼痛感

很多人认为刮痧很痛从而远离刮痧，这种误解很可能使他们失去了一种非常好的保健方法。其实只要掌握正确的刮痧技巧，就不会带来明显的疼痛，可以让被刮痧者觉得刮痧是一件舒服、享受的事情。

体位： 舒适、正确的体位可使被刮拭部位肌肉放松，有利于减轻疼痛感。

刮拭角度： 刮拭角度越小，疼痛感越轻。在疼痛敏感的部位，刮拭角度小于 15° 可有效减轻疼痛感。

速度： 刮拭速度越快，疼痛感越重；速度越慢，疼痛感越轻。较适宜的速度是与心率相同。

按压力： 保持按压力平稳、均匀，不要忽大忽小。

刮拭的面积和部位： 刮痧板用力点越小，疼痛感越强。增大刮痧板与皮肤接触的面积可以减轻疼痛感。

刮拭时间： 在同一部位多次刮拭，超过皮肤耐受度会造成局部损伤，引起疼痛。掌握好不同体质、不同病情的刮拭时间，交替刮拭经络穴位与全息穴区可以减轻刮痧疼痛感。

多种刮拭手法、方法相结合： 在有痛感、有结节的部位，骨骼凸起的部位，脂肪、肌肉薄弱的部位，一定要先用补法，然后多用按压力适中、速度缓慢的手法，这样可以减轻疼痛感。另外，刮痧方法中的平刮法、揉刮法和推刮法是减轻疼痛感的有效方法。

刮痧与拔罐相结合： 刮痧与拔罐都是中医外治法，作用机理相似，有相辅相成之功效。拔罐疗法不直接按压疼痛点，而是将疼痛点置于罐口面积的中央。在大面积刮痧的基础上，对疼痛敏感点，柔软的腹部或肌肉、脂肪少的关节部位可用拔罐疗法疏通经络，减轻疼痛感。

肢体用力点： 刮痧时，正确的肢体用力点有利于保持按压力平稳均匀。刮拭面积小时，一般肘关节、肩关节作为肢体的用力点。用站立姿势刮拭大面积部位时，应双脚站稳，将双腿、腰部和上肢的力量运用到手部，进行刮痧。

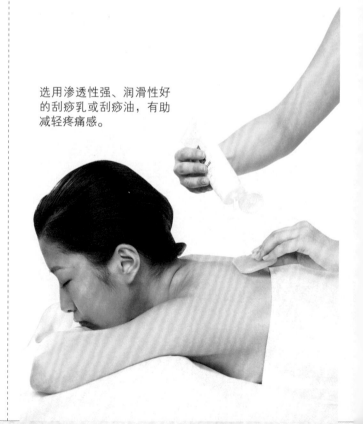

选用渗透性强、润滑性好的刮痧乳或刮痧油，有助减轻疼痛感。

刮痧的禁忌证

有下列情况时，不适合进行刮痧治疗。

1. 有出血倾向的疾病，如血小板减少症、白血病、严重贫血等病症禁刮。

2. 韧带、肌腱急性损伤部位，新发生的骨折部位禁刮。

3. 严重心脑血管病急性期、肝肾功能不全者禁刮。

4. 恶性肿瘤患者手术后瘢痕局部禁刮。原因不明的肿块以及恶性肿瘤部位禁刮。

5. 妇女月经期下腹部，妊娠期下腹部、腰骶部禁刮。

6. 感染性、渗出性皮肤病患处，糖尿病患者皮肤破溃处，严重下肢静脉曲张局部禁刮。

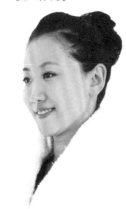

刮痧时皮肤毛孔处于开泄状态，注意避风保暖，以免风寒之邪侵入体内。

刮痧的注意事项

1. 应避风，注意保暖。面部刮痧后半小时方可到室外活动。

2. 空腹、过度疲劳时不宜刮痧，至少饭后半小时才可进行腹部刮痧。

3. 不宜做连续大面积刮痧治疗，每次治疗时间不宜过长，严格掌握每次刮痧只治疗一种病症的原则。如需刮拭部位较多时，可交替选择经络穴位与全息穴区刮拭。

4. 刮痧治疗时，不要过分追求痧的出现，防止刮拭过度，消耗正气，或造成软组织损伤。

5. 刮痧治疗后饮温水 1 杯，补充水分，促进代谢产物的排出。

6. 刮痧治疗后，一般约 3 小时后方可洗浴。

7. 严重的糖尿病、动脉硬化者，刮痧按压力应适当减轻；胸部肋骨，体瘦者的背腰部、背椎凸显处，按压力应适当减轻。

8. 给儿童刮痧时，首先要做好沟通、安抚情绪，以免儿童哭闹影响刮痧疗效。给儿童刮痧时力度要轻，不可一味追求出痧，刮至皮肤微红或有少量痧出即可，以免损伤皮肤。小儿的穴位位置以及全息穴区的位置与成人的相同，但要注意在使用手指同身寸取穴法（详解见第 8 页）定位穴位时，要用小儿自己的手指来测量。

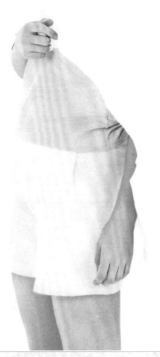

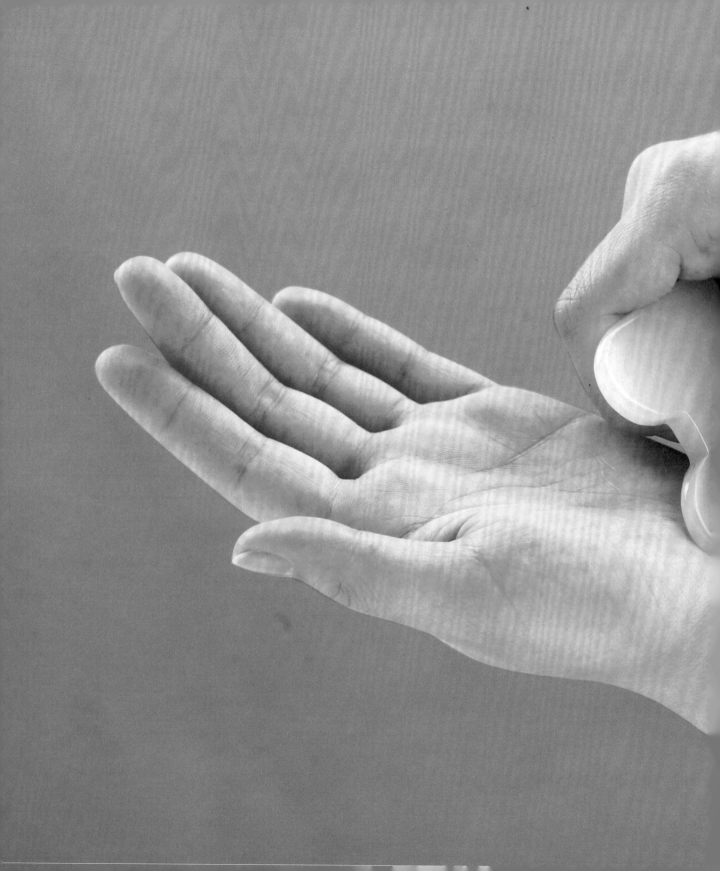

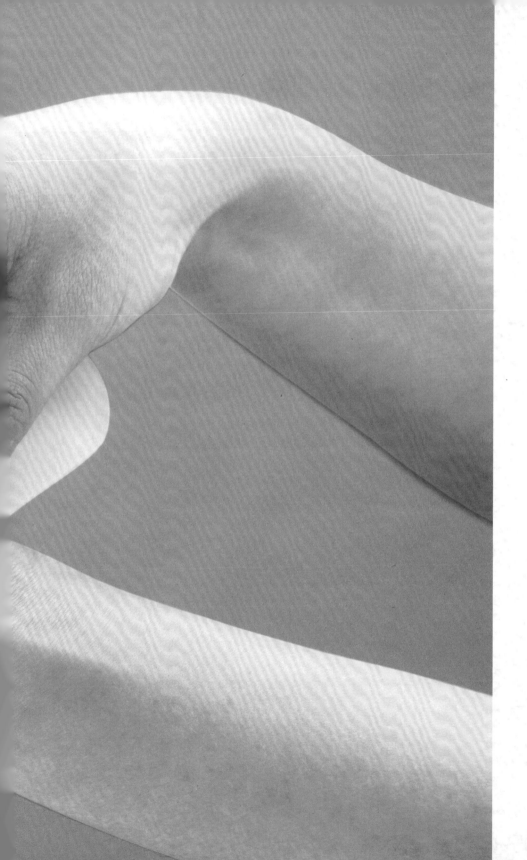

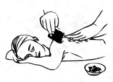

第三章

精准刮痧

要辨证候

▶ 同一种疾病，因为寒热虚实证候的差异，中医可以有不同的治疗方法。无论是疾病的治疗，还是养生保健，学会辨析证候，采取适宜的治疗方法，将能取得事半功倍的效果。

什么是寒热虚实证候

寒证

寒证指外感或内伤所致的寒性证候，寒证证候的人体内阳气不足、产热不足，内环境偏寒，脏腑功能减弱。为维持脏腑功能活动的正常温度，多呈外周血管收缩、血量减少的状态，以减少热量的散发。常出现畏寒肢冷、喜暖、喜热饮、喜热食等现象。

遗传因素、后天失养、饮食起居不当、久居寒凉之处、久病或体质弱、年老体衰阳气虚损，都可导致体内环境为寒证证候。

热证

机体脏腑机能旺盛或亢进，导致产热过剩，或热邪偏盛导致体内环境偏热出现的一系列证候为热证，如口渴喜冷饮、口干口臭、高热汗出、大便干、小便黄、烦躁不安等。

热证可见于疾病初期或中期正气与邪气相争的阶段。有些人身体壮实，机体脏腑功能旺盛，自我调节能力强，当感受各种邪气后，极易在祛邪外出、正邪相争过程中体内加速产热，随即会出现热证。

虚证

正气有正气足与不足之分。决定正气盛衰的是人体内的精、气、血、津液。精、气、血、津液充足则人体自身调节控制能力强，能适应环境的变化，维持生理平衡，抗御外邪，预防疾病，或疾病发生后驱邪外出、机体自我修复的能力强；反之则正气虚。中医说"精气夺则虚"，当机体精、气、血、津液不足，脏腑功能衰退，自我调节能力和抗病能力降低时，即为虚证。

虚证是指机体的脏腑功能衰减，抵抗力低下，正气对于邪气的斗争难以出现较剧烈的病理反应。虚证常见于患慢性病者或虚证体质者，可分为气虚、血虚、阴虚、阳虚。

实证

了解实证的含义，首先要了解什么是邪气。邪气是指外界六淫之邪，即风、寒、暑、湿、燥、火，邪气与人体正气相搏，会扰乱人体生理功能，损伤人体正气，导致发病。当致病邪气的毒力和机体的抗病能力都比较强盛时，或者邪气虽盛而机体的正气未衰，能积极抗邪时，即是实证。当然，实证并不是指身体健康、壮实，而是人体发病过程中某个阶段的证候特点。

实证常见于体壮之人，或疾病初期。体弱之人发病也可有短期的实证证候，但持续时间不会长，多为虚实兼有。

简便四法辨寒热虚实证候

　　刮痧治疗常见病有显著效果，中医认为"百病之生，皆有虚实""实则泻之，虚则补之"，如能遵循中医治病的原则，同样的病症，能分清个体差异，辨别体内环境寒、热、虚、实状况，区别掌控刮痧的力度、刮拭的时间和部位，效果更好。下面介绍了判断寒、热、虚、实证候的简便方法，帮助我们自测体内环境。

辨析寒热虚实表

证候	问诊	面诊	舌诊	脉诊
寒证	畏风、畏冷、手脚经常冰凉，易伤风感冒。精神萎靡不振，说话、动作有气无力	面色苍白	舌体淡，舌苔白滑	脉迟沉或紧
热证	怕热，汗多，皮肤温度偏高。常有大便臭秽、便秘现象，尿少且黄。女性经期提早，量多色红，白带黏稠且有异味	面色红，眼睛有血丝	舌红，舌苔黄	脉洪数或弦数
虚证	体倦，心悸，气短，自汗或者盗汗，大便比较稀，小便频数	面色淡黄，少光泽	舌质淡，舌胖大，有齿痕，舌苔少或舌上水液多	脉虚细数
实证	平素体健，精力旺盛，食欲旺盛，喜冷食冷饮，便秘，小便色黄。呼吸气粗、怕热、气急烦躁	面色红暗或青暗、晦暗，油脂多	舌质红或暗；舌苔厚，白腻或黄腻且干	脉实有力

刮痧辨寒热虚实证候

中医认为，气血运行的状态决定人体的健康状况。刮痧疗法可以通过刮拭过程中出痧的速度、多少及痧的色泽，及体会刮痧板下种种不顺畅的感觉，了解体内气血运行的状态，从而可以了解机体的健康状态。因此，全息经络刮痧不仅防病治病效果显著，而且具有诊测身体健康状况、判断体内环境的作用。观察痧象，学会辨识这些信息语言，从而进行精准辨证刮痧。

对照痧象测寒热虚实证候

证候	分型	痧象
寒证		痧象密集，青紫色或者青色，少光泽；也有不容易出痧的情况
热证		体内环境偏热，兼身体发热，多有血热。痧象密集，深红或紫色，有光泽。刮痧时皮肤温热、皮肤迅速增厚、毛孔增大，甚至有液体从毛孔渗出
虚证	阴虚	刮痧时容易出痧，但出痧量少，痧粒饱满，痧色粉红或鲜红，有光泽。有细小砂砾、结节样阳性反应
	阳虚	体内津液不足，易出现青紫色痧斑或不容易出痧，少光泽；疼痛性质为酸痛或刺痛，肌肉松软或有结节等阳性反应

证候	分型	痧象
虚证	气虚	毛孔张开迅速，出痧少，出痧速度慢，少光泽。疼痛程度轻，性质多为酸痛，可有肌肉松软和较软的砂砾、结节等阳性反应
	血虚	不易出痧，痧色浅红，或呈分散的浅红痧点。疼痛性质多为酸痛，有气泡感、砂砾、肌肉松软等阳性反应
	气郁·	出痧量不多，痧色浅。疼痛性质多为胀痛，有气泡感、砂砾、结节等阳性反应
实证	血瘀	血液运行无力，日久瘀阻经脉，血行不畅，痧象颜色深，紫红或暗红色，痧象密集。出痧部位疼痛反应明显，提示经脉淤滞时间长，淤滞程度重
	痰湿	体内环境湿气盛，日久湿聚成痰。表现为皮肤迅速增厚，毛孔张大，甚至有少量淀粉样或深色体液渗出

寒热虚实，刮法不同

寒证：以补法为主的刮法

多采用按压力小，速度快的补法刮拭。刮痧的时间要短，部位要少，只需刮至皮肤微热，毛孔微张即可，能起到激发鼓舞正气的作用。可采取隔衣刮拭或穴位按揉。

常用的温阳穴位有关元穴、肾俞穴、足三里穴、血海穴、三阴交穴、气海穴。

热证：按压力大、速度慢的刮法

多采用按压力大、速度慢的手法刮拭。热证容易出痧，热的程度越重，出痧速度越快，痧量越多，痧色鲜艳或紫红，伴有明显的疼痛或胀痛，刮痧板下有砂砾样感觉。

常用的清热穴位有大椎穴、曲池穴以及背部腧穴。同时，可以食用一些清热降火的食物，如苦瓜、绿豆、菊花等。

虚证：补正气、不追求出痧刮法

虚证者多体质较弱，气血两虚，正气不足。用补法刮拭相关经穴，可以增强脏腑功能，激发机体的活力，促进气血化生。

对于气血不足的虚证，经络内血脉空虚，无论是气虚、阴虚、阳虚，还是血虚，刮拭都不易出痧。此时刮痧不要追求出痧，而重在调动气血，激发脏腑化生气血的能力，以达到扶助正气的效果。

还可配合食疗法，改善身体机能。

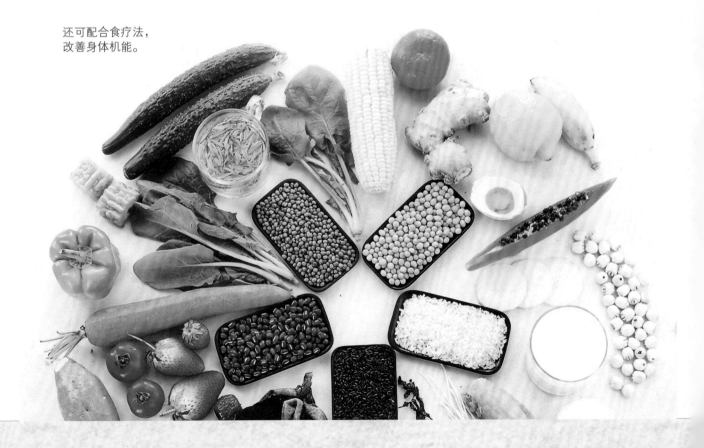

虚证一般用速度慢、按压力轻的补法刮拭，每次刮拭面积不可过大，时间不可过长，不追求出痧，只要刮至毛孔微张，皮肤温热，或有少量痧出现即可停止刮拭，避免因出痧过多、毛孔过度开泄消耗正气。另外，要延长刮痧的间隔期，不宜频繁应用涂油刮痧法。

可在有补益作用的腧穴，如足三里穴、内关穴、关元穴、气海穴、涌泉穴等穴位多做按揉法刮拭。

实证：宣泄有度，痧出即好的刮法

当机体内致病的邪气较盛时，就会形成代谢废物，中医将其归纳为浊气、浊水、浊血三类。三浊内停，称为实证，会危害健康，需要从体内宣泄出去。

实证刮痧重在寻找致病邪气藏身的关键部位，这些部位有明显的疼痛、结节等阳性反应，找到这些部位后要先用涂刮痧油法推刮，再用揉刮法以按压力大、速度慢的手法仔细刮拭。坚持刮痧，会使结节变软、变小以至消失，达到宣泄病邪、疏通经络的治疗效果。

实证者体内正气尚足，可以根据体内邪气的种类和盛衰情况，刮拭不同的部位，采取不同的刮痧手法，注意应宣泄有度，不伤正气。不可一次大面积、长时间刮拭，否则会因出痧过多，导致宣泄过度，正气消耗过多，反而不利于恢复健康。

虚实夹杂证：有补有泻的刮法

虚实夹杂证者既要宣泄体内的病邪之气，为身体减负，又要补益气血，扶助正气。因此刮痧时要用有补有泻的手法刮拭。

在有实证表现的经穴处，短时间用实证适宜的刮痧方法刮拭，消除阳性反应，可宣泄病气，为身体减负，畅通经络。以通为补，以泻为补，经络一通，气血自来，会有明显的补益效果。在正气不足的经穴处刮痧时，不会感到有明显的疼痛感和较硬的结节，只有酸痛、皮肤松软或空虚感，可以改用虚证适宜的刮痧方法刮拭。

刮痧治疗虚实夹杂证重要的是分清虚实的性质和部位，确定需要补或泻的经络、脏腑，更要分清虚实的程度。虚多实少，以补为主；实多虚少，以泻为主。刮痧治疗时须明辨虚实主次，先后缓急，以确定刮痧补泻的分寸是重补轻泻，还是轻补重泻。如刮痧治疗既要补气又要化瘀时，要特别注意保护正气，出痧不可过度，要逐渐透痧，分批次化瘀。

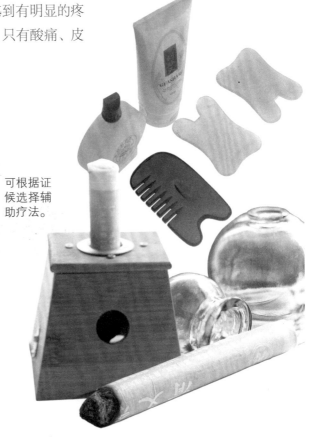

可根据证候选择辅助疗法。

根据证候选择刮痧搭档

刮痧之前，必先判断证候，切不可一组经穴配方、一种刮拭手法一成不变。一个病症的持续调理，要边诊断、边刮痧，从而判断体内环境，再由此调整经穴配方，变换刮痧手法，选择刮痧搭档，如按摩、艾灸、拔罐等，这就是精准刮痧选配搭档的原则[①]。

寒证证候：刮痧加艾灸

寒证者的治疗和保健在于增强脏腑功能活动的动力，提高体内的温度。刮痧可以促进血液循环，激发机体脏腑功能活动，有助于机体产热。而且寒证的人血流缓慢，易于凝结，出现血脉淤滞。刮痧擅长活血化瘀，因此寒证者首选刮痧疗法，化瘀通络。

艾灸疗法是刮痧疗法调节寒证的刮痧搭档。艾灸疗法是身体的"温补剂"，艾条、艾柱的原材料是艾叶，具有纯阳之性，能通经络、调阴阳、理气血。艾条燃烧后，虽然烟气是向上走的，但看不到的"温热之气"却能向下进入穴位，通过经络传至体内，温阳补虚。当体内阳气不足、体内环境偏寒时，在用刮痧疏通经络调理的基础上，还可辅以艾灸疗法温阳补虚。

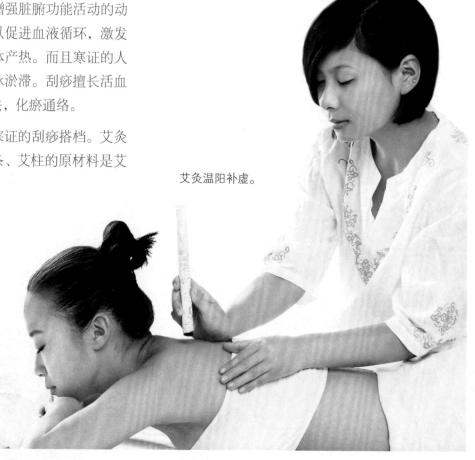

艾灸温阳补虚。

①：实际操作时，还需根据具体情况选择刮痧搭档。

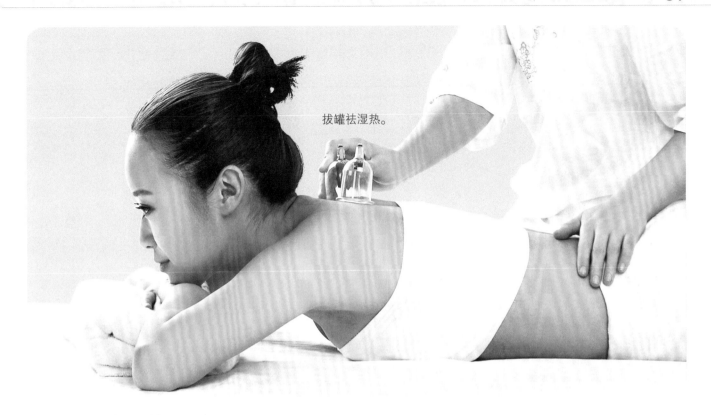

拔罐祛湿热。

热证证候：刮痧加拔罐

　　热证者体内正气充足，宜使用宣泄疗法。刮痧疗法可快速清热解毒、活血化瘀、疏通经络。它以出痧的形式，宣通气血，把体内积聚的热邪、毒素，通过出痧和张开毛孔开泄的方式宣泄于体表，是热证者保健和治疗的首选。

　　若体内环境偏热，兼湿气较盛，比如有热证的同时，还伴有头重头沉、面部油腻、身体沉重、大便黏滞不爽等，可以在刮痧的同时配合拔罐疗法。拔罐的优势在于用负压的方式快速除湿，当体内湿气过盛时，迅速吸拔出湿邪，罐体内会出现水雾，甚至水珠。

虚证证候：刮痧加按摩

　　虚证者体内正气不足，脏腑功能衰退，一般表现为面色不华、精神疲惫、气短声低、自汗盗汗、头晕眼花、心悸失眠、食欲下降等。气血是正气之源，而气血的生成需要过程，人们常说"饭要一口一口吃"，将食物中的营养生成气血的过程是漫长的。任何病症出现虚证，治疗起来都不能迅速见效，因此刮痧调理虚证不可操之过急。

　　虚证者忌耗气伤津，刮痧要讲究手法，当刮拭不再出痧、血脉淤滞问题已经缓解时，立即改用补法刮拭，适当缩短刮痧时间，延长刮痧的间隔期。

补法刮痧与按摩相结合对虚证来说疗效佳。虚证者大多血瘀，补法刮痧，可以激发正气、温通血脉、化瘀，瘀祛脉通后，配合按摩可加强益气、养血、通脉之效。按摩不会出痧，是通过双手对体表的摩擦作用，让机体产生温热感，以促进血液循环和新陈代谢。与刮痧的"速通"相比，按摩通经络的速度显得缓慢一些。但是对经络穴位的按摩刺激可以激活经络、脏腑的功能，起到良性调节的补益效果。虚证时人体往往产热不足，当内环境偏寒时，也可搭配艾灸疗法温补气血。

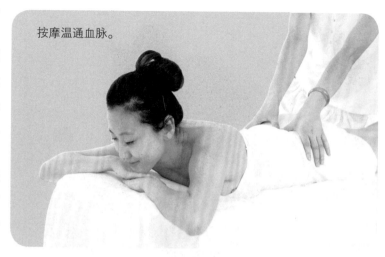

按摩温通血脉。

实证证候：刮痧 + 拔罐 + 刺络

实证虽是体内邪气盛，但正气尚未衰，是正邪相争剧烈的证候。邪气停留体内，阻塞经络气血的运行，成为身体的负担，就好像身体里背负了多余的包袱。刮痧迅速出痧，毛孔开泄，疏通经络，把身体里的代谢废物宣泄出去，为身体"卸包袱"。所以刮痧对实证疗效迅速，好得快。

当体内环境呈现湿邪较盛的实证时，如痰湿证，刮痧和拔罐就是优选搭档。拔罐可以使毛孔张开更大，把湿气吸拔出来，有快速除湿的效果。当血瘀之邪阻塞经络时，可用刺络疗法快速活血化瘀。刺络与刮痧不同的是，刺络疗法出血量多，可以进行更深层次的活血化瘀。但刺络疗法不可以频繁使用，而且一次施术的部位也不要太多。

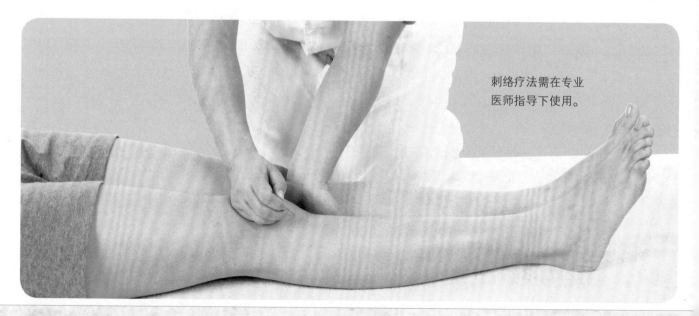

刺络疗法需在专业医师指导下使用。

辅助疗法操作要领

艾灸疗法

常用艾灸方法

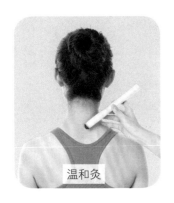 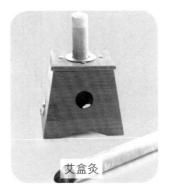 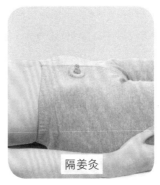 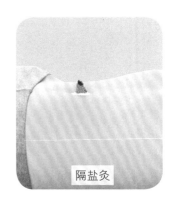

温和灸　艾盒灸　隔姜灸　隔盐灸

温和灸： 点燃艾灸，对准施灸部位，距离皮肤 5 厘米，使患者局部有温热感而无灼痛感，一般每处灸 10 分钟左右，以灸至皮肤出现红晕为宜。

艾盒灸： 打开艾灸盒上的盖子，燃起艾条，将点燃的一端插进艾灸盒孔中，用卡子固定好艾条后盖上盒子。将艾灸盒放在施灸部位，用橡皮条和挂钩固定。也可用艾绒，将其点燃后，直接置于有纱网的艾灸盒中。

隔姜灸： 将新鲜生姜切成约 0.3 厘米厚的片，中心处用针多扎些孔，上置艾炷，放在穴位上燃灸。当被灸者感到灼痛时，可将姜片稍稍上提，使之离开皮肤片刻，旋即放下，再行灸治，反复进行，以局部皮肤出现潮红为宜。

隔盐灸： 使用时让被灸者仰卧屈膝，以纯白干燥的食盐填平脐孔，再放上艾炷施灸。如被灸者脐部凸出，可用湿面条将肚脐围成井口，再填盐于其中施灸。此法只适用于脐部。

艾灸的注意事项

1. 严重的器质性心脏病伴有心功能不全者、精神分裂症患者、不能配合艾灸治疗者，不能艾灸；患有高热、高血压危象、肺结核大咯血、急性传染性疾病者，患病期间不可灸疗。皮肤痈疽、疮疖发作期间，局部红肿热痛者，不宜艾灸。

2. 处在过饥、过饱、过于疲劳、精神情绪过于激动时，或者大量饮酒后、大汗淋漓时，均不宜进行灸疗。

3. 艾灸时，要注意"守神"，即不要分散注意力；要持续艾灸，不要间断，否则收不到预期效果。

4. 不要在封闭的空间、过热或过冷的环境艾灸，否则不仅没有效果，还可能造成身体的不适。

按摩疗法

常用按摩手法

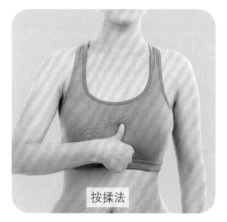

按揉法

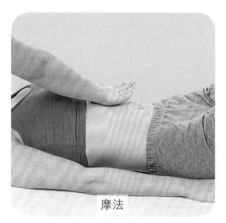

摩法

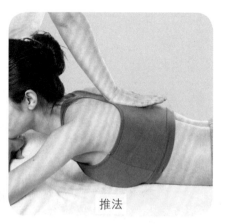

推法

按揉法：用手指螺纹面、手掌大鱼际或掌根着力附着于治疗部位或穴位上，做轻柔缓和的环旋揉动，并带动该处的皮下组织一起运动。

摩法：用手掌或手指指腹着力于治疗部位，做环形而有节律的抚摩的手法。操作时，仅与皮肤表面发生摩擦，不宜带动皮下组织。

推法：用手掌或手指指腹着力于治疗部位，运用适当的压力，进行单方向的直线移动的手法。推动时要紧贴体表，用力要稳，缓慢且匀速。

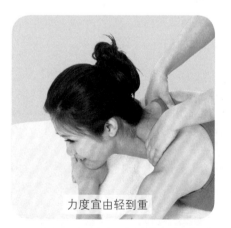

力度宜由轻到重

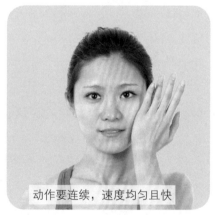

动作要连续，速度均匀且快

拿捏法：拿捏法就是用拇指、食指和中指，或拇指与其余四指相对用力，在一定部位或穴位上进行节律性地提捏。操作时，力度由轻到重，动作和缓、有连贯性。

擦法：用手掌的大鱼际、掌根或小鱼际附着于施治部位，直线来回摩擦。掌下的压力不宜太大，但推动的幅度要大。

按摩的注意事项

1. 怀孕期和月经期的女性，腹部和腰骶部不宜按摩；皮肤病变有损，出血或化脓部位不宜按摩；脱臼、拉伤者不宜按摩；肿瘤、急腹症、严重心血管疾病患者不宜按摩。

2. 饱食、剧烈运动后不要急于按摩。

3. 夏天不可在风扇、空调直吹下按摩。

拔罐疗法

常用拔罐方法

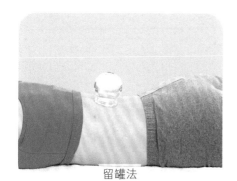

留罐法

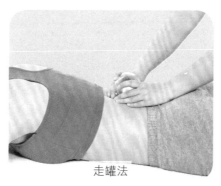

走罐法

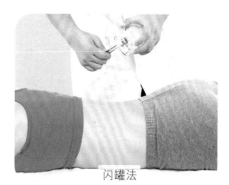

闪罐法

留罐法：留罐法又称坐罐法，是拔罐疗法中最常用的方法，即将罐拔住后，在治疗部位上留置一定时间，以皮肤潮红、充血或瘀血为宜。

走罐法：亦称推罐。是指在罐具吸拔住后，再反复推移罐具，扩大拔罐面积的一种拔罐方法。罐具吸拔后，用手扶住罐底，用力在应拔部位上下或左右缓慢地来回推拉。推拉时，将罐具前进方向的半边略提起，以另半边着力。

闪罐法：闪罐是指将罐具吸拔在应拔部位后随即取下，一拔一取，如此反复的一种拔罐方法。操作时，用镊子或止血钳夹住蘸有适量酒精的棉球，点燃后迅速送入罐底，立即抽出，将罐吸附于施术部位，然后立即将罐取下，如此反复多次，至皮肤潮红为宜。

拔罐的注意事项

1.注意蘸取酒精量要适中，以防点火后滴落烫伤皮肤。

2.起罐时避免生拉硬拽或旋转罐具，以免皮肤受损或疼痛。手动起罐时，一只手以食指按住罐口处的皮肤，用另一只手轻按罐具，使之向对侧倾斜，使罐口与皮肤之间形成空隙，待空气进入，吸力会逐渐消失，罐具自落。自动起罐适用于有自动起罐装置的罐具。起罐时，提拉气门芯，让空气从气嘴进入罐内使罐脱落。

3.起罐后，若局部出血或治疗疮痈时，应用医用酒精或碘酒消毒，再用无菌敷料覆盖伤口，以防感染。若出现水疱，可用无菌针刺破，抹干后涂龙胆紫。若局部皮肤紧绷不适，可轻轻按揉，使其放松。若拔罐部位有痒感，切不可搔抓，以免皮肤破损感染。起罐后，应适当休息一下，注意防寒保暖。注意夏季拔罐之后，不可吹风扇，以防外邪侵袭。

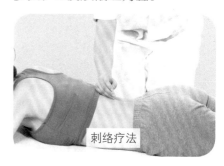

刺络疗法

刺络疗法

刺络疗法要掌握一些无菌操作的有关知识，采用专用刺络针，严格消毒，并要以有血瘀的实证为前提，严格掌控放血量的多少、次数及间隔期，必须是在医生的指导下或去医院进行。

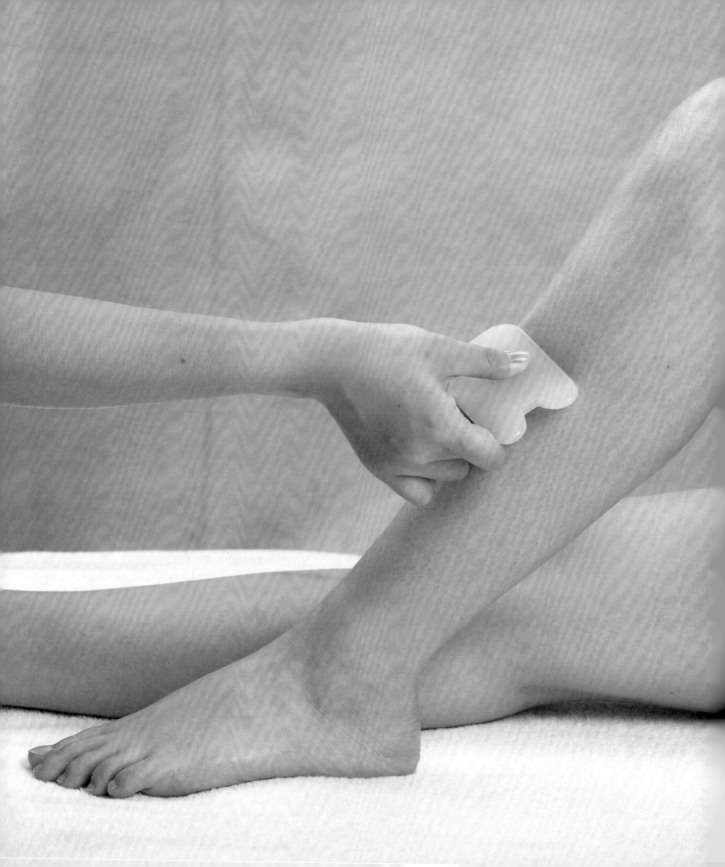

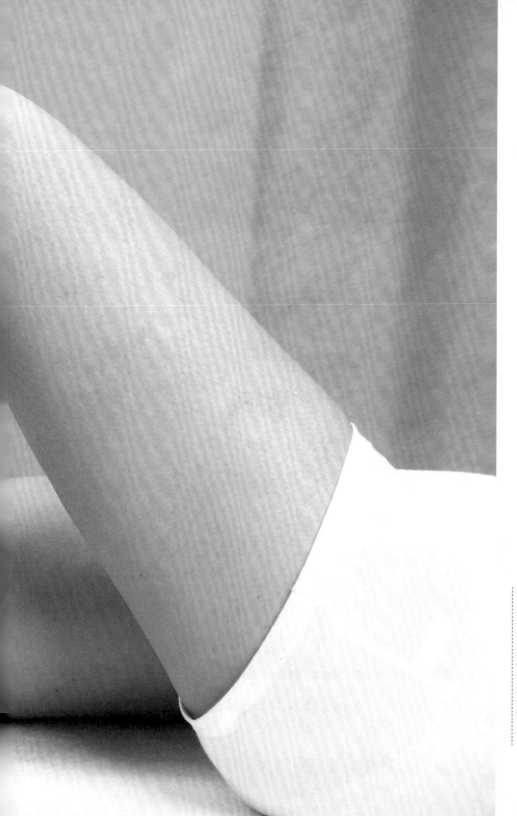

第四章

常见病症

精准刮痧

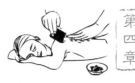

▶ 刮痧对于很多病症是一种有效的辅助治疗手段，刮痧治疗能迅速缓解症状。

当症状缓解后，适当延长刮痧的间隔期，有一定防病保健的作用。

提示：症状缓解是否等于疾病痊愈，需请专业医生进行综合诊疗。

糖尿病

糖尿病是由于体内胰岛素的绝对或相对分泌不足，而引起以糖代谢紊乱为主的全身性疾病，主要症状表现为多食、多饮、多尿和消瘦，日久不规范治疗会伤及多个脏腑器官。

张秀勤精准刮痧

分型	症状特点	刮痧手法	按证候、选穴位、配技法
虚热 **阴虚内热**	五心烦热，急躁易怒，时时汗出，少寐多梦，口干口渴，喜冷饮，易饥多食，便秘	平补平泻法刮拭，出痧即停，改为补法刮拭	加按揉三阴交穴、太溪穴
虚 **气阴两虚**	气短乏力，五心烦热，动则汗出，腰膝酸软，口干口渴，小便淡黄	补法刮拭，按揉为主，不追求出痧	加温和灸中脘穴，且双手掌推肾俞穴、脾俞穴
虚寒 **虚寒**	畏寒肢冷，腰膝酸软，水肿，小便频且清长，面色黧黑或白	补法、按压力小的快刮法，不追求出痧	加艾盒灸脾俞穴、肾俞穴，温和灸中脘穴

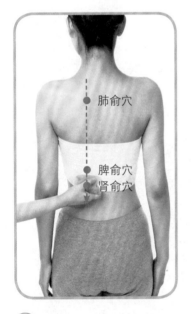

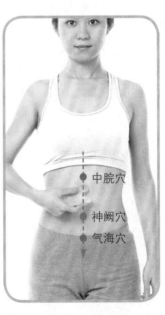

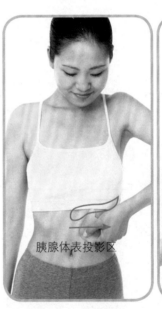

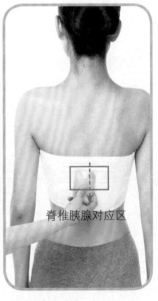

❶ 肺俞穴、脾俞穴、肾俞穴

用面刮法从上向下刮拭膀胱经的肺俞穴、脾俞穴至肾俞穴30~60下。（本图仅为示意，刮时不隔衣）

❷ 中脘穴、神阙穴、气海穴

用面刮法从上向下刮拭中脘穴、神阙穴至气海穴30~60下。

❸ 胰腺体表投影区、脊椎胰腺对应区

用平刮法由内向外刮拭左胁肋部胰腺体表投影区30~60下，再分别用面刮法和双角刮法从上向下刮拭脊椎胰腺对应区30~60下。（本图仅为示意，刮时不隔衣）

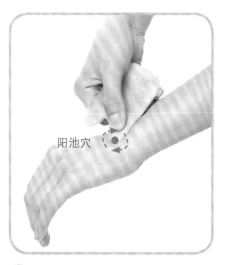

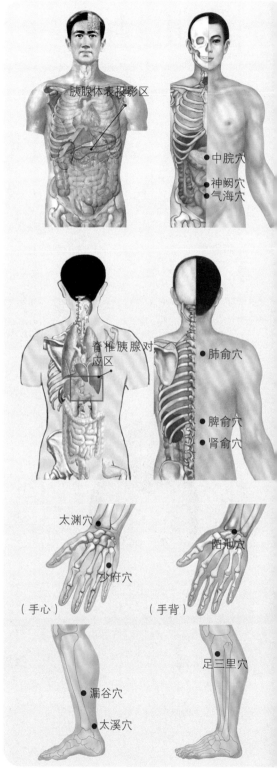

❹ 阳池穴

用平面按揉法按揉腕部阳池穴30~60下。

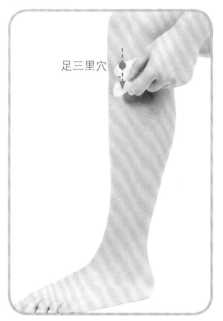

❺ 足三里穴

用面刮法从上向下刮拭足三里穴30~60下，并用推刮法刮拭下肢内侧糖尿病结节（小腿内侧胫骨后缘的疼痛敏感点）30~60下。

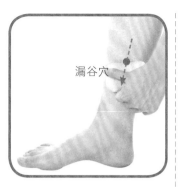

随症加减·多食者

用面刮法从上向下刮拭脾经双侧漏谷穴各30~60下。

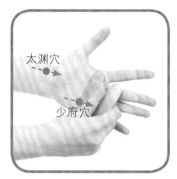

随症加减·多饮者

用面刮法分别从上向下刮拭少府穴、太渊穴各30~60下。

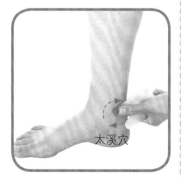

随症加减·多尿者

用平面按揉法按揉肾经太溪穴30~60下。

高血压

内科 常见病

　　高血压是常见的慢性病之一，也是心脑血管病主要的危险因素之一，发病率有随着年龄增长而增高的趋势。刮痧疗法有助于降血压，在使用药物控制血压的同时，还可以辅以刮痧疗法。

张秀勤精准刮痧

分型	症状特点	刮痧手法	按证候、选穴位、配技法
实热 肝火上炎	眩晕，头痛目胀，急躁易怒，胸胁胀满，面红目赤，口苦咽干，大便秘结，小便黄赤	按压力大、速度慢的手法刮拭	加拔罐肝俞穴、胆俞穴
虚实兼有 阴虚阳亢	眩晕耳鸣，头部胀痛，健忘，心中烦热，失眠多梦，腰膝酸软，颧红，眼干涩，口燥咽干	平补平泻法刮拭，痧出后即改为补法刮拭	加温和灸阴陵泉穴、三阴交穴
虚 气血两虚	眩晕头痛，神疲懒言，面色不华，心悸，动则气急，失眠多梦，夜尿频繁	补法刮拭，不追求出痧	加温和灸血海穴、足三里穴
虚实兼有 痰湿内阻	眩晕，头痛而重，胸闷恶心，呕吐痰涎，食少，多寐，舌胖，有齿痕，苔厚腻	平补平泻法刮拭，不追求出痧	加按揉丰隆穴、间使穴

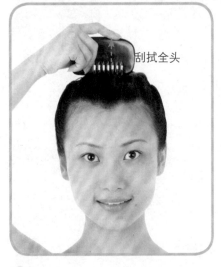

1 全头部

用面刮法每天早晨按侧头部、头顶、后头部的顺序刮拭全头部，每个部位 30 下。

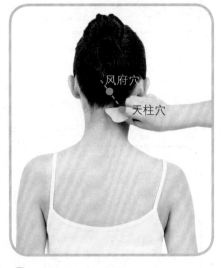

2 风府穴、天柱穴

用面刮法从上向下刮拭后颈部风府穴至天柱穴 30~60 下。

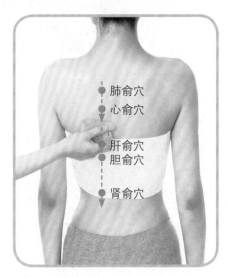

3 背部经穴

用面刮法刮拭肺俞穴至心俞穴，肝俞穴、胆俞穴至肾俞穴各 30~60 下。

（本图仅为示意，刮时不隔衣）

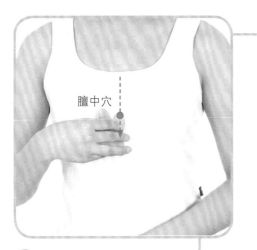

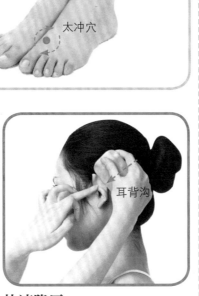

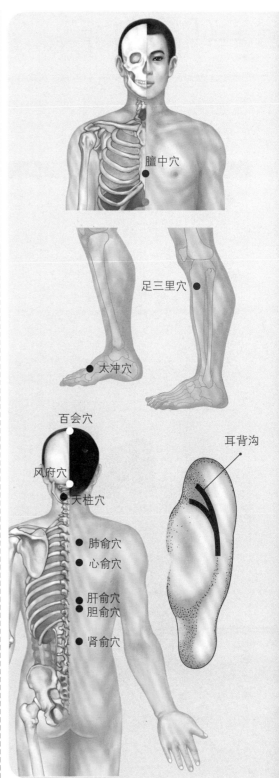

④ 膻中穴

用角刮法从上向下刮拭胸部膻中穴 30~60 下。（本图仅为示意，刮时不隔衣）

⑤ 足三里穴、太冲穴

用平面按揉法分别按揉足三里穴、太冲穴各 30~60 下。

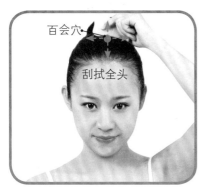

快速降压

用面刮法以按压力大的手法从百会穴呈放射状向四周刮拭全头 30~60 下，重点刮拭百会穴 30~60 下。

快速降压

用刮痧板边缘垂直按压耳背沟 30 下。

高脂血症

高脂血症是指血脂水平过高，偶尔会有头晕、疲乏无力感，可直接引起一些严重危害人体健康的疾病，如动脉粥样硬化、冠心病等。患者可通过调整饮食和改善生活方式达到调节血脂的效果，还可以辅以刮痧疗法，疗效更佳。

张秀勤精准刮痧

分型	症状特点	刮痧手法	按证候、选穴位、配技法
实 气滞血瘀	面色暗红或青黯，心悸，胸闷，甚则胸前刺痛、胁肋胀痛，急躁易怒，两胁胀满，腹胀，便秘	按压力大、速度慢的手法刮拭	加拔罐大椎穴、血海穴
实 湿热内蕴	头晕目眩，倦怠乏力，胸闷气短，动则易汗，脘腹胀满，肢体困重，大便干结或溏而不爽，小便黄赤	按压力大、速度慢的手法刮拭	加拔罐大椎穴、肝俞穴、脾俞穴，且按摩曲池穴、丰隆穴
虚 气阴两虚	头痛眩晕，失眠健忘，耳聋耳鸣，行动迟缓，手足心热	补法刮拭，不追求出痧	加按摩足三里穴、三阴交穴
虚寒 脾肾虚寒	头晕，神疲乏力，畏寒肢冷，面色淡白，腹胀，小便频数，便溏，面部和四肢水肿	补法、快刮法刮拭，不追求出痧	加艾灸肾俞穴、足三里穴，且按揉内关穴

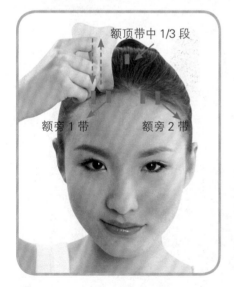

① 头部全息穴区

用厉刮法依次刮拭额旁1带、额旁2带、额顶带中1/3段各30~60下。

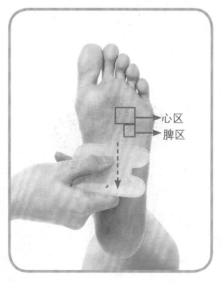

② 足底全息穴区

用面刮法刮拭全足底30~60下，重点刮拭足底心脏、脾脏全息穴区。

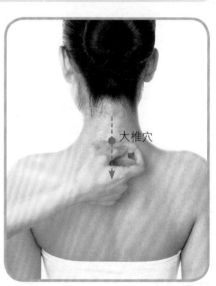

③ 大椎穴

用面刮法从上向下刮拭大椎穴30~60下。

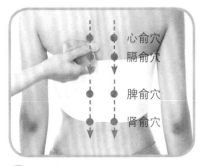

④ 心俞穴、膈俞穴、脾俞穴、肾俞穴

用面刮法从上向下刮拭背部双侧膀胱经的心俞穴至膈俞穴、脾俞穴至肾俞穴各30~60下。（本图仅为示意，刮时不隔衣）

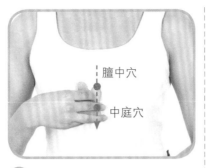

⑤ 膻中穴、中庭穴

用单角刮法从上向下刮拭胸部膻中穴至中庭穴。（本图仅为示意，刮时不隔衣）

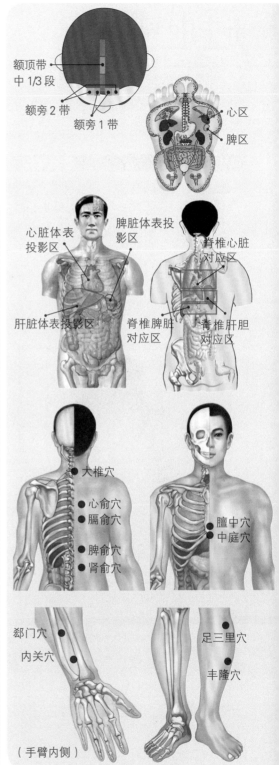

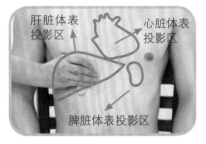

⑥ 心脏、脾脏、肝脏体表投影区

用平刮法分别从内向外刮拭心脏、脾脏、肝脏体表投影区各30~60下。

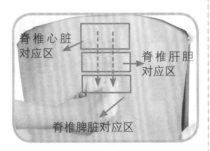

⑦ 脊椎心脏、脾脏、肝胆对应区

用双角刮法从上向下刮拭脊椎心脏、脾脏、肝胆对应区各30~60下。

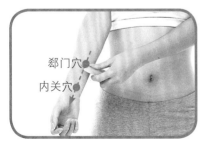

日常保健

用面刮法从上向下刮拭上肢郄门穴至内关穴30~60下。

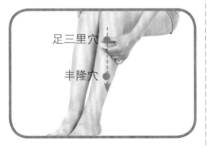

日常保健

用面刮法从上向下刮拭足三里穴至丰隆穴30~60下。

冠心病

　　冠心病是冠状动脉粥样硬化性心脏病的简称，若冠状动脉硬化，动脉的管腔就会变得狭窄、阻塞，心肌就易缺血、缺氧，导致冠心病的发生。冠心病患者在进行药物治疗的同时，可采取刮痧方法进行辅助治疗。

张秀勤精准刮痧

分型	症状特点	刮痧手法	按证候、选穴位、配技法
实 **气滞血瘀**	胸闷气短，闷重痛轻，面色晦暗，舌质暗红或有瘀斑，舌下络脉青紫	按压力大、速度慢的手法刮拭	加按摩心俞穴、足三里穴
虚 **气血不足**	心胸隐痛，时作时止，神疲乏力，面色少华，舌淡白或有齿痕	补法刮拭，按压力小的快刮法刮拭，不追求出痧	加温和灸太溪穴
虚实兼有 **痰瘀互结**	胸痛窒闷，气粗喘促，肢体沉重，痰多口黏，舌苔厚腻	平补平泻法刮拭	加拔罐内关穴、膻中穴

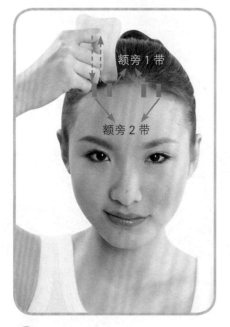

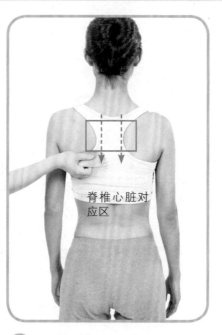

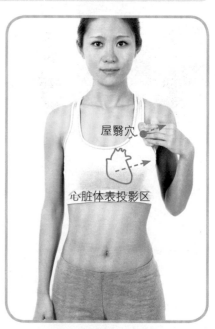

① 头部全息穴区

用厉刮法分别刮拭头部双侧额旁1带、额旁2带各30~60下。

② 脊椎心脏对应区

分别用面刮法和双角刮法从上向下刮拭脊椎心脏对应区30~60下。（本图仅为示意，刮时不隔衣）

③ 心脏体表投影区、屋翳穴

用平刮法从内向外刮拭心脏体表投影区30~60下，再刮拭屋翳穴30~60下。（本图仅为示意，刮时不隔衣）

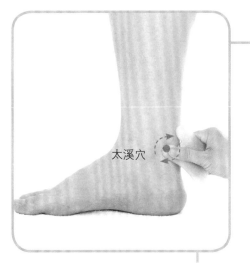

④ 太溪穴

用平面按揉法按揉太溪穴
30~60 下。

**⑤ 郄门穴、间使穴、内
关穴**

用面刮法从上向下刮拭双
侧上肢心包经郄门穴、间
使穴至内关穴 30~60 下。

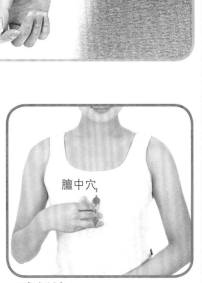

郄门穴
间使穴
内关穴

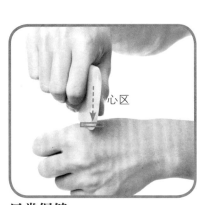

日常保健

用垂直按揉法按揉第二掌骨桡侧
心区 30~60 下。

心区

日常保健

用角刮法从上向下刮拭膻中穴
30~60 下。（本图仅为示意，刮
时不隔衣）

膻中穴

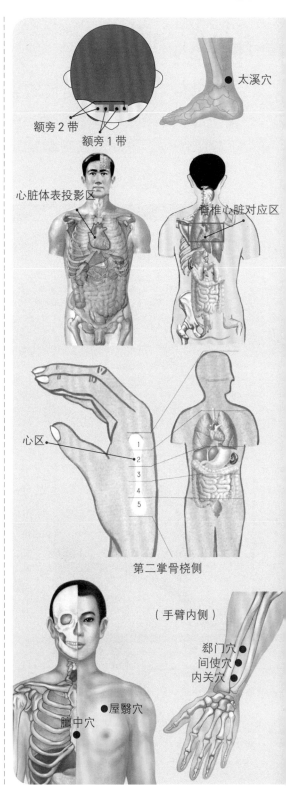

太溪穴

额旁 2 带
额旁 1 带

心脏体表投影区

脊椎心脏对应区

心区

第二掌骨桡侧

（手臂内侧）

郄门穴
间使穴
内关穴

屋翳穴

膻中穴

心绞痛

心绞痛是由心肌暂时性缺血、缺氧而引起的胸骨后疼痛。典型的心绞痛多在劳动或兴奋时、受寒或饱餐后突然发生，多因心脏供血不足引起。刮痧治疗心绞痛，应针对心绞痛的中医辨证选配刮痧搭档，治疗效果更好。但是，持续的心绞痛应立即就医。

张秀勤精准刮痧

分型	症状特点	刮痧手法	按证候、选穴位、配技法
虚寒 心肾阳虚	寒凝心脉，胸痛，遇寒则发；体寒，手足不温，冷汗出；舌质淡	补法刮拭	加温和灸内关穴、膻中穴，且摩擦肾俞穴
虚热 心肾阴虚	由心阴不足引起，心痛时作，心悸，五心烦热；口干，盗汗，面潮红；或灼痛，心烦不寐	补法刮拭，少量出痧即止	加按揉内关穴、太溪穴
虚实兼有 痰浊阻络	胸闷如窒，痛引背部，气短喘促，咳嗽，痰多黏稠	平补平泻法刮拭，不追求出痧	加拔罐肺俞穴、脾俞穴，且按摩太渊穴、丰隆穴
实 心血瘀阻	心脉瘀阻，阵发胸痛而剧痛有定处，时感心悸不宁，唇紫，舌质暗	按压力大、速度慢的手法刮拭	加按揉心俞穴、膈俞穴

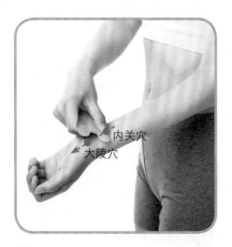

❶ 内关穴、大陵穴

用面刮法从上向下刮拭内关穴至大陵穴 30~60 下。

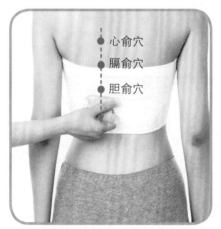

❷ 心俞穴、膈俞穴、胆俞穴

用面刮法从上向下刮拭背部心俞穴、膈俞穴至胆俞穴 30~60 下。（本图仅为示意，刮时不隔衣）

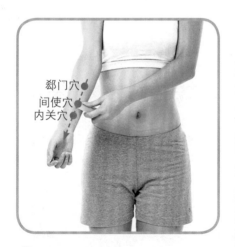

❸ 郄门穴、间使穴、内关穴

用面刮法从上向下刮拭双侧上肢心包经郄门穴、间使穴至内关穴 30~60 下。

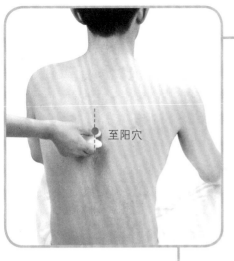

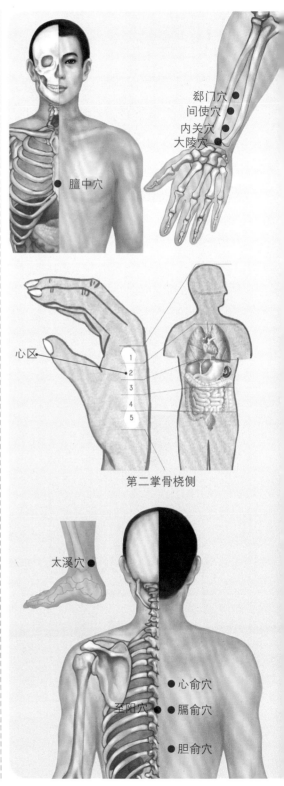

4 **至阳穴**

用面刮法从上向下刮拭至
阳穴 30~60 下。

5 **太溪穴**

用平面按揉法按揉太溪穴
30~60 下。

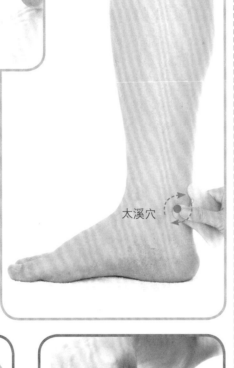

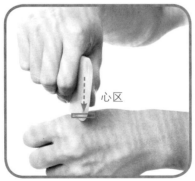

日常保健

用角刮法从上向下隔衣刮拭膻中
穴 30~60 下，刮至皮肤微温即可。

日常保健

用垂直按揉法按揉第二掌骨桡侧
心区 30~60 下。

心悸

　　心悸指自觉心慌不安，不能自主，并感觉到心脏跳动的一种症状，由心跳太快、太强或不规则引起，每因情绪波动或劳累过度而发作。心悸多呈阵发性，也有持续者，可伴有胸闷胸痛、气短喘息或头晕失眠等症。刮痧有助于缓解心悸的症状，症状缓解后，还应针对引起心悸的原发病进行治疗。

张秀勤精准刮痧

分型	症状特点	刮痧手法	按证候、选穴位、配技法
虚 血虚心悸	头晕目眩，乏力气短，心中烦热，少寐多梦，面色苍白	补法刮拭，不追求出痧	加温和灸内关穴、神门穴
实 痰火心悸	心悸时发时止，易受惊，胸闷烦躁，失眠多梦，口干、苦，大便秘结，小便短赤	按压力大的手法刮拭	加拔罐心俞穴、胆俞穴、脾俞穴，且按揉丰隆穴
虚 气虚心悸	心悸气短，善恐易惊，乏力神倦，休息后症状减轻	补法刮拭，不追求出痧	加按摩内关穴、足三里穴
实 血瘀心悸	心悸持续多年，动则气短，阵发胸痛、胸闷，面色晦暗或有色斑，舌有瘀点	按压力大、速度慢的手法刮拭	加按揉太冲穴

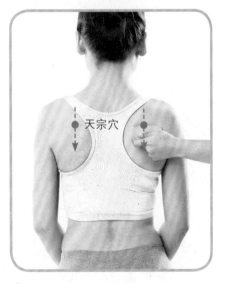

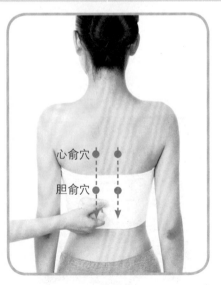

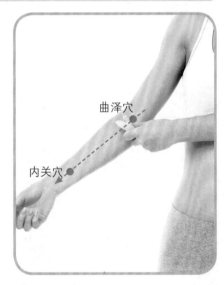

①天宗穴

用面刮法从上向下刮拭背部两侧天宗穴各30~60下。

②心俞穴、胆俞穴

用面刮法从上向下刮背部两侧心俞穴至胆俞穴各30~60下。（本图仅为示意，刮时不隔衣）

③曲泽穴、内关穴

用面刮法从上向下刮拭上肢曲泽穴至内关穴30~60下。

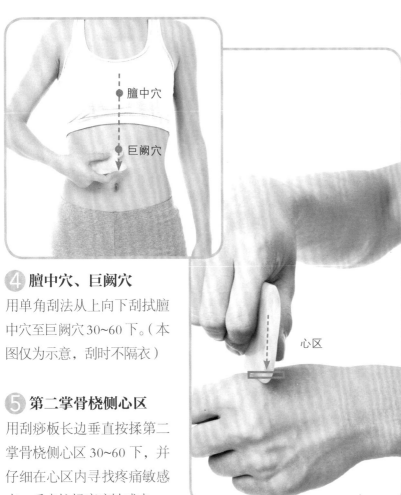

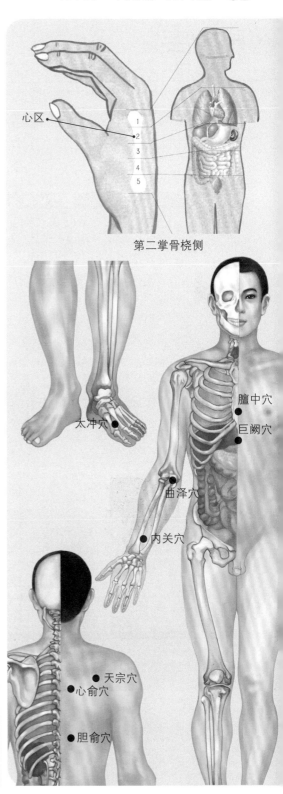

第二掌骨桡侧

④ 膻中穴、巨阙穴

用单角刮法从上向下刮拭膻中穴至巨阙穴30~60下。(本图仅为示意,刮时不隔衣)

⑤ 第二掌骨桡侧心区

用刮痧板长边垂直按揉第二掌骨桡侧心区30~60下,并仔细在心区内寻找疼痛敏感点,重点按揉疼痛敏感点。

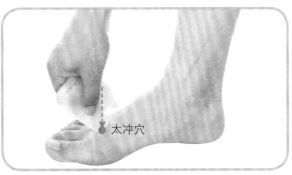

⑥ 太冲穴

用垂直按揉法按揉足背太冲穴30~60下。

感冒

感冒是四季常见的外感病，多是由于病毒或细菌感染引起的上呼吸道炎症。中医又将感冒根据外感邪气不同分为风寒、风热、暑湿感冒等，刮痧治疗感冒要辨证施治，选择适合的刮痧手法，选配刮痧搭档。

张秀勤精准刮痧

分型	症状特点	刮痧手法	按证候、选穴位、配技法
实寒 风寒感冒	恶寒重，发热轻，无汗；头痛，四肢关节酸痛；鼻塞声重，时流清涕；咽痒，咳嗽，痰多稀薄，口不渴	平补平泻法刮拭	加温和灸风池穴、风门穴
实热 风热感冒	微恶风，身热，汗出不畅；头痛，头身疼痛；鼻塞涕浊，咽喉红肿疼痛，口干而渴，咳嗽，痰黄黏稠	按压力大、速度慢的手法刮拭	加拔罐风池穴、大椎穴、肺俞穴
实 暑湿感冒	感冒症状兼有头重如裹，头昏脑涨，身重倦怠及食欲不振、恶心、呕吐、腹泻等消化道症状	按压力大、速度慢的手法刮拭	加拔罐中脘穴、脾俞穴，且按揉丰隆穴
虚 气虚感冒	平素神疲体弱、气短懒言、肢体倦怠乏力，经常感冒、头痛、咳嗽、痰白、咳痰无力	补法刮拭，不追求出痧	加按摩太渊穴、足三里穴、手掌大鱼际

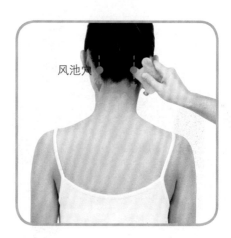

① 风池穴

用单角刮法从上向下刮拭双侧风池穴各30~60下。

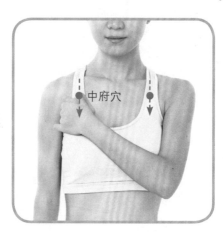

② 中府穴

用单角刮法从上向下刮拭双侧中府穴各30~60下。（本图仅为示意，刮时不隔衣）

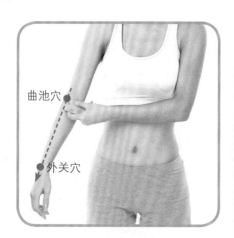

③ 曲池穴、外关穴

用面刮法从上向下刮拭曲池穴至外关穴30~60下。

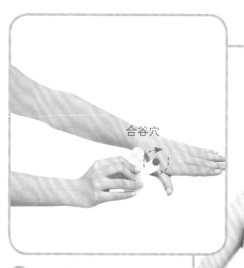

❹ 合谷穴

用平面按揉法按揉合谷穴
30~60 下。

❺ 中脘穴

用面刮法从上向下刮拭中
脘穴 30~60 下。

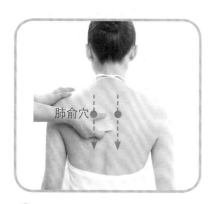

❻ 肺俞穴

用面刮法从上向下刮拭背
部两侧肺俞穴各 30~60 下。

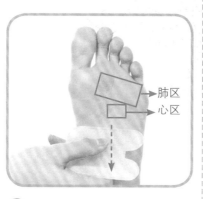

❼ 足底全息穴区

用面刮法刮拭全足底 30~60 下，
重点刮拭足底的心脏、肺脏全
息穴区。

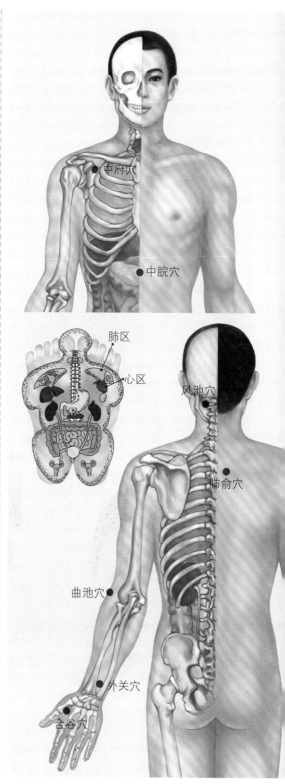

头痛

内科
常见病

头痛是很多疾病都可以引起的一种自觉症状，病因众多，多与循行于头部的经脉气血失调、气滞血瘀有关，因此刮拭寻找并疏通头部和头部对应区的疼痛区域可以缓解头痛症状。久治不愈的头痛应及时就诊，查明病因。

张秀勤精准刮痧

分型	症状特点	刮痧手法	按证候、选穴位、配技法
实 **血瘀头痛**	头痛迁延日久，或头部有外伤史，痛有定处如锥刺	按压力大、速度慢的手法刮拭	加按揉膈俞穴
实 **肝阳头痛**	头痛目眩，情志不舒，心烦易怒，面赤口苦	按压力大、速度慢的手法刮拭	加拔罐风池穴，且按揉合谷穴、行间穴
虚 **血虚头痛**	头昏，痛势绵绵，休息痛减，劳则加甚，神疲乏力，面色不华	补法刮拭，不追求出痧	加按揉太阳穴、合谷穴，且温和灸气海穴、足三里穴
实 **痰浊头痛**	头痛昏蒙如裹，胸脘痞闷，恶心，呕吐痰涎，便溏	按压力大、速度慢的手法刮拭	加拔罐脾俞穴、胃俞穴、中脘穴

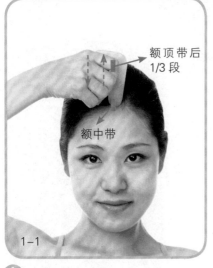

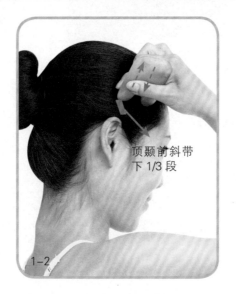

额顶带后 1/3 段

额中带

顶颞前斜带下 1/3 段

1-1

1-2

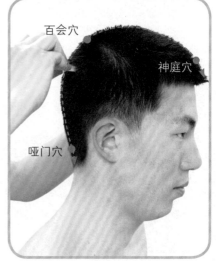

百会穴

神庭穴

哑门穴

① 头部全息穴区

用厉刮法依次刮拭额中带、额顶带后 1/3 段各 30~60 下。若为侧头痛，可再用厉刮法刮拭侧头部（患侧）的顶颞前斜带下 1/3 段 30~60 下。

② 百会穴、神庭穴、哑门穴

用面刮法先从百会穴向前刮至神庭穴 30~60 下，再从百会穴向后刮至哑门穴 30~60 下。

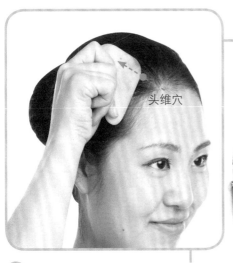

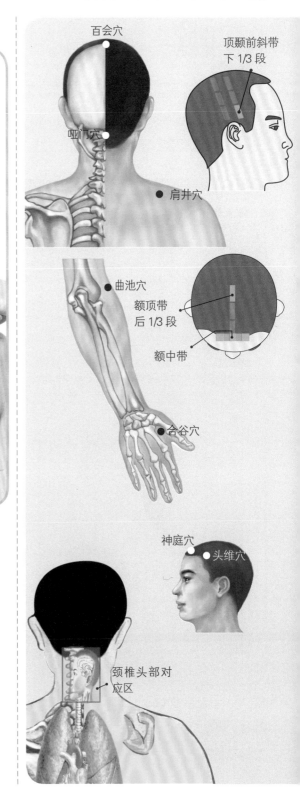

❸ 头维穴

用面刮法从前向后刮拭双侧头维穴各 30~60 下。

❹ 肩井穴、颈椎头部对应区

用面刮法从内向外刮拭肩井穴 30~60 下，再从上向下刮拭颈椎头部对应区 30~60 下。

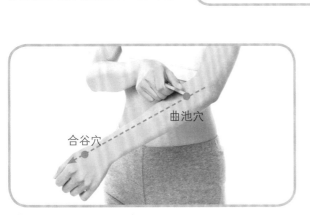

❺ 曲池穴、合谷穴

用面刮法从上向下刮拭曲池穴至合谷穴 30~60 下。

咳嗽

咳嗽是呼吸系统疾病的主要症状之一，中医学根据其发病原因，概括为外感咳嗽和内伤咳嗽两大类。外感咳嗽起病急、病程短，伴随上呼吸道感染的症状；内伤咳嗽病程长，时轻时重。刮痧疗法可以缓解外感或内伤咳嗽的症状。

张秀勤精准刮痧

分型	症状特点	刮痧手法	按证候、选穴位、配技法
实寒 **风寒咳嗽**	新起咳嗽，咳声重浊，痰稀白，骨节酸痛，无汗，可伴有头痛、鼻塞、流清涕	平补平泻法刮拭	加温和灸肺俞穴、列缺穴、足三里穴
实热 **风热咳嗽**	新起咳嗽，咳声粗亢，痰黄稠，或伴有发热恶风、喉痛口渴	按压力大、速度慢的手法刮拭	加拔罐大椎穴、肺俞穴，且按揉曲池穴、尺泽穴
虚 **气虚咳嗽**	咳而无力，痰白清稀，面色苍白，气短懒言，语声低微，自汗畏寒	补法刮拭，不追求出痧	加摩擦双手手掌大鱼际，且按揉足三里穴
实 **痰湿咳嗽**	咳嗽痰多，痰白而稠，胸脘作闷，或胃纳不振，神疲乏力，大便时溏	按压力大、速度慢的手法刮拭	加拔罐肺俞穴、丰隆穴，且按揉列缺穴

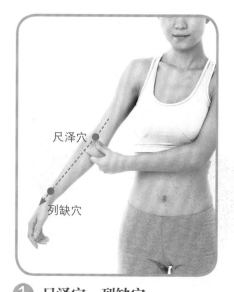

① 尺泽穴、列缺穴

用面刮法从肘部向腕部方向刮拭尺泽穴至列缺穴 30~60 下。

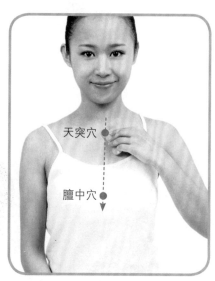

② 天突穴、膻中穴

用角刮法从上向下隔衣刮拭天突穴至膻中穴 30~60 下。

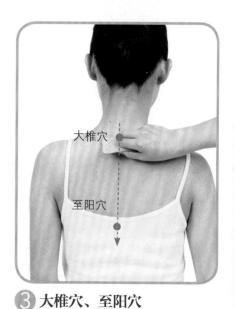

③ 大椎穴、至阳穴

用面刮法从上向下刮拭大椎穴到至阳穴 30~60 下。（本图仅为示意，刮时不隔衣）

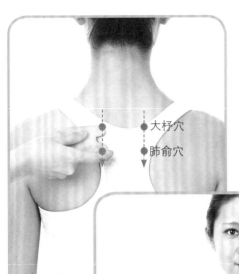

4 大杼穴、肺俞穴

用面刮法从上向下刮拭双侧大杼穴至肺俞穴各30~60下。（本图仅为示意，刮时不隔衣）

● 大杼穴
↓ 肺俞穴

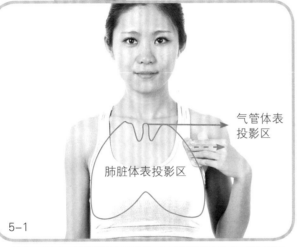

气管体表投影区

肺脏体表投影区

5-1

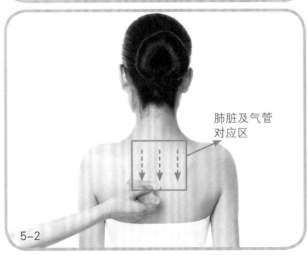

肺脏及气管对应区

5-2

5 肺脏、气管体表投影区及脊椎对应区

用平刮法沿肋骨由内向外缓慢刮拭肺脏、气管体表投影区30~60下，再用平刮法由上向下刮拭脊椎肺脏、气管对应区30~60下。（本图仅为示意，刮时不隔衣）

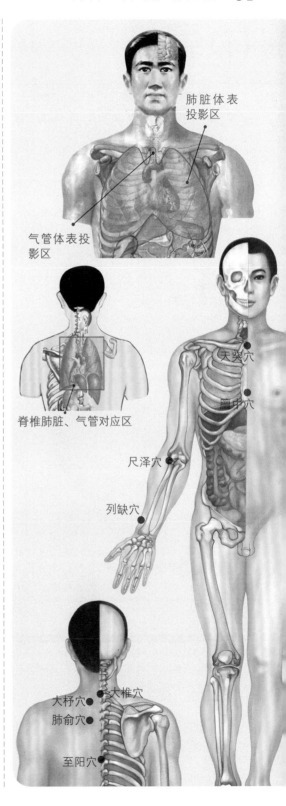

肺脏体表投影区

气管体表投影区

脊椎肺脏、气管对应区

天突穴

膻中穴

尺泽穴

列缺穴

大杼穴

大椎穴

肺俞穴

至阳穴

中暑

中暑是由于高温环境或烈日暴晒，人体感受暑热引起的一种急性病。由于病情程度之轻重而症状表现各异，可见突然高热、大量出汗、头昏耳鸣等，甚则猝然昏倒、不省人事。

张秀勤精准刮痧

分型	症状特点	刮痧手法	按证候、选穴位、配技法
虚 气血虚脱	面色不华，头晕，精神萎靡，汗出口渴，胸闷心悸，气息短促	补法刮拭	加按揉膻中穴、内关穴、涌泉穴
实 暑热亢盛	突然昏眩欲倒，身热少汗，面赤气粗，四肢挛急，头项抽搐，甚至角弓反张，牙关紧闭，神志不清	按压力大的手法刮拭	加拔罐大椎穴、心俞穴

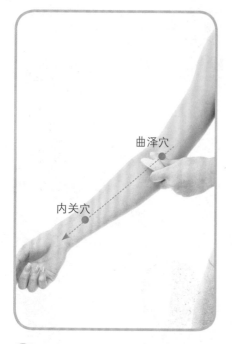

①曲泽穴、内关穴

用面刮法从上向下刮拭曲泽穴至内关穴 30~60 下。

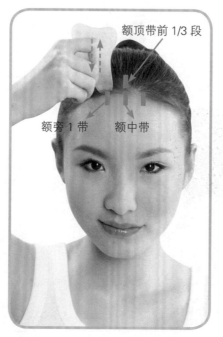

②头部全息穴区

用厉刮法依次刮拭额中带、双侧额旁 1 带、额顶带前 1/3 段各 30~60 下。

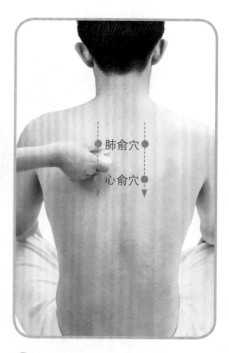

③肺俞穴、心俞穴

用面刮法从上向下刮拭双侧肺俞穴至心俞穴各 30~60 下。

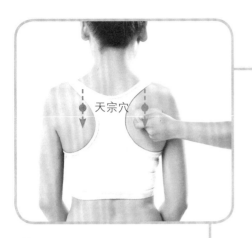

④ 天宗穴

用面刮法从上向下刮拭背
部两侧天宗穴各30~60下。

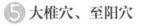

⑤ 大椎穴、至阳穴

用面刮法从上向下刮拭大
椎穴到至阳穴 30~60 下。

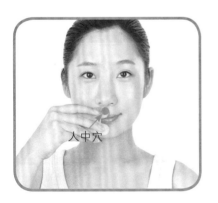

中暑急救

用点按法以重力连续点按人中穴
50 下。

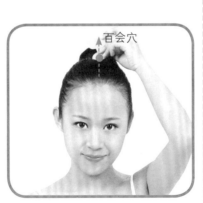

中暑急救

用角刮法从前向后刮拭百会穴
30~60 下。

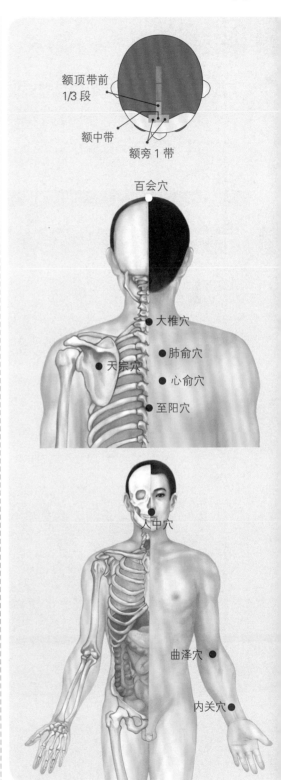

哮喘

内科 常见病

喉中有痰鸣声谓之哮，呼吸急促困难谓之喘，哮喘病是一种较常见的反复发作性呼吸系统疾病。由于支气管分支或其细支的平滑肌痉挛，气管壁黏膜肿胀和气管腔内黏稠分泌物增多，使空气不能顺畅出入所致哮喘。平时可用刮痧治疗哮喘，重在调补脏腑，预防复发。

张秀勤精准刮痧

分型	症状特点	刮痧手法	按证候、选穴位、配技法
寒 寒证哮喘	呼吸急促，喘憋气急，喉中有哮鸣声，痰白稀薄、有泡沫，面色青黯，口不渴，恶寒肢冷	补法刮拭	加温和灸肺俞穴、肾俞穴、气海穴
热 热证哮喘	喘咳气粗，喉中有痰，痰黏稠色黄，咳吐不利，胸膈烦闷，汗出面赤，口渴喜饮	按压力大、速度慢的手法刮拭	加拔罐大椎穴、风门穴、定喘穴
虚 气虚哮喘	喘促气短，语声低微，自汗畏风，痰清稀色白，面色㿠白，胸脘满闷，大便溏稀，心悸，腰酸	补法刮拭	加用双掌摩擦肾俞穴、志室穴，且按揉足三里穴
实 实证哮喘	喘咳，咽喉紧窒，咳痰不利，胸胁胀痛	按压力大、速度慢的手法刮拭	加拔罐肺俞穴，且按揉中府穴、尺泽穴

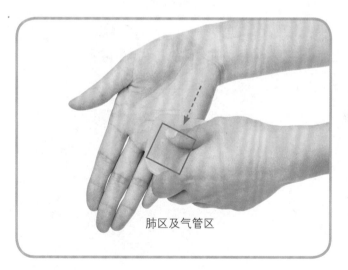

肺区及气管区

❶ 手掌全息穴区

用面刮法刮拭全手掌30~60下，重点刮拭手掌的肺区及气管区。

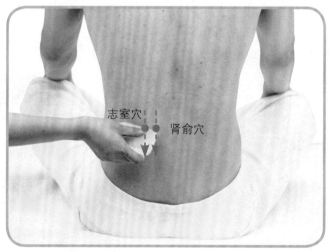

志室穴

肾俞穴

❷ 志室穴、肾俞穴

用面刮法分别从上向下刮拭志室穴、肾俞穴各30~60下。

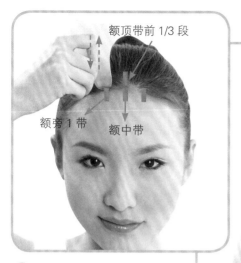

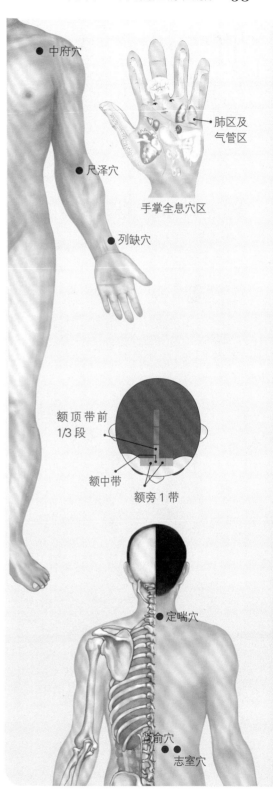

❸ 头部全息穴区

用厉刮法依次刮拭额中带、双侧额旁1带、额顶带前1/3段各30~60下。

❹ 中府穴

用角刮法从上向下刮拭中府穴30~60下。（本图仅为示意，刮时不隔衣）

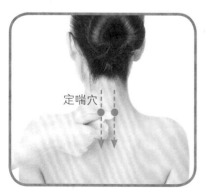

哮喘发作时

用面刮法从上向下刮拭背部双侧定喘穴各30~60下。

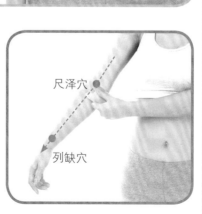

哮喘发作时

用面刮法从上向下刮拭尺泽穴至列缺穴30~60下。

呃逆

　　呃逆是一种气逆上冲胸膈，致喉间呃逆连声，声短而频，不能自制的症状，可偶然单独发生，也可与其他病兼见。常见于正常人吸入冷空气时，或见于某些胃肠、腹膜、纵膈、食道的疾病。刮痧治疗呃逆主要以理气和胃、降逆止呃为原则。

张秀勤精准刮痧

分型	症状特点	刮痧手法	按证候、选穴位、配技法
实热 胃火上逆	呃逆之声响亮而频繁，口渴，小便黄赤	按压力大、速度慢的手法刮拭	加拔罐膈俞穴、胃俞穴，且按揉陷谷穴
虚寒 脾胃阳虚	呃逆之声低弱而缓，过食生冷，手足不温，食少神倦	补法刮拭	加温和灸气海穴、梁门穴
实热 肝火上逆	呃逆连声，上冲胸胁，胀闷不舒，常因情志不畅而诱发或加重	按压力大、速度慢的手法刮拭	加拔罐膈俞穴、肝俞穴，且按揉期门穴、太冲穴

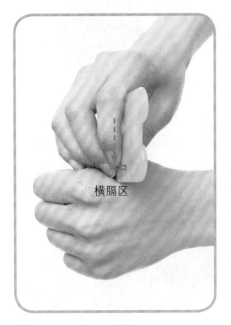

横膈区

① 第二掌骨桡侧横膈区

用垂直按揉法按揉第二掌骨桡侧肝区和心区之间的横膈区 30~60 下。

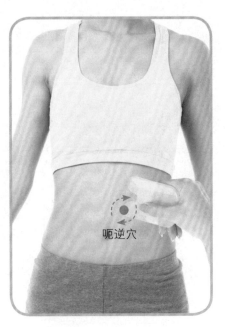

呃逆穴

② 呃逆穴

用平面按揉法按揉呃逆穴30~60 下。

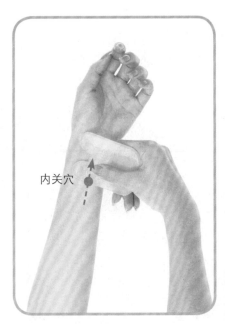

内关穴

③ 内关穴

用面刮法从上向下刮拭双侧上肢内关穴各 30~60 下。

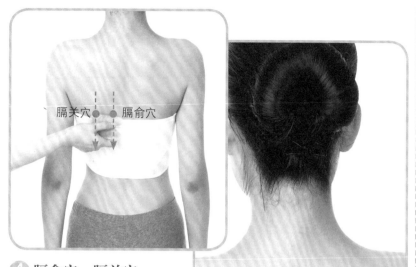

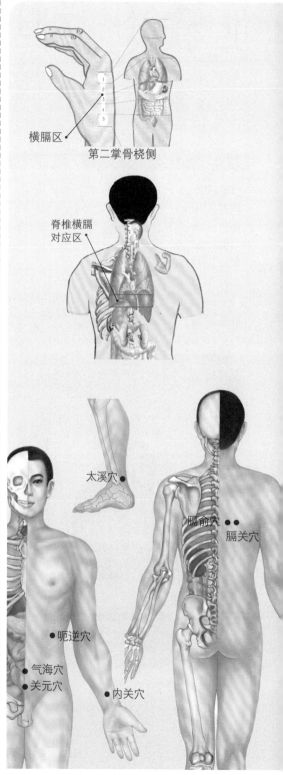

第二掌骨桡侧

横膈区

脊椎横膈对应区

太溪穴

膈俞穴

膈关穴

呃逆穴

气海穴

关元穴

内关穴

④ 膈俞穴、膈关穴

用面刮法分别从上向下刮拭膈俞穴、膈关穴各30~60下。

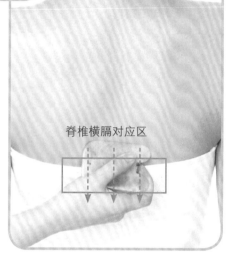

脊椎横膈对应区

⑤ 脊椎横膈对应区

用面刮法从上向下刮拭脊椎横膈对应区30~60下。

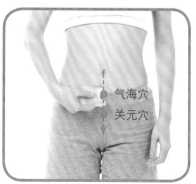

气海穴
关元穴

久呃不止者

用面刮法从上向下刮拭气海穴至关元穴30~60下。（本图仅为示意，刮时不隔衣）

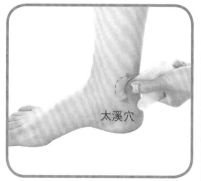

太溪穴

久呃不止者

用平面按揉法按揉肾经太溪穴30~60下。

胆囊炎、胆结石

胆囊炎是细菌性感染或化学性刺激（胆汁成分改变，多由胆囊出口梗阻及胰液向胆管反流造成）引起的胆囊炎性病变，并常与胆结石同时存在。

张秀勤精准刮痧

分型	症状特点	刮痧手法	按证候、选穴位、配技法
虚寒 脾肾阳虚	胁肋、脘腹胀满或腹痛绵绵，喜温喜按，畏寒肢冷，食少便稀，腰酸膝软，头晕乏力	补法刮拭	加温和灸阳陵泉穴、丘墟穴
实热 肝胆湿热	右胁痛甚，痛引肩背，右上腹或胃脘部胀闷，口苦心烦，恶心呕吐，目赤或目黄，身黄，小便黄赤	按压力大、速度慢的手法刮拭	加拔罐肝俞穴、胆俞穴，且按揉日月穴、期门穴
虚实兼有 肝郁脾虚	右胁部胀痛或胃脘部隐痛不适，疼痛走窜不定，痛连肩背，每因情志变动而增减，饮食减少，嗳气泛酸	平补平泻法刮拭，痧出后即改为补法刮拭	加摩擦胸胁部，且按揉胆囊穴、丘墟穴
实 瘀血停滞	胁肋疼痛如刺，痛处不移，持续不断，入夜更甚，疼痛拒按	按压力大、速度慢的手法刮拭	加按揉胆囊穴、行间穴

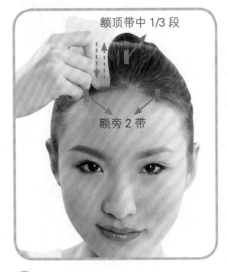

❶ 头部全息穴区

用厉刮法先刮拭头部双侧额旁2带30~60下，再刮额顶带中1/3段30~60下。

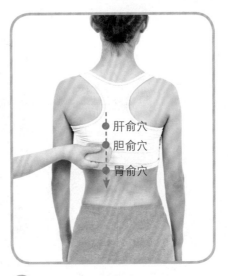

❷ 肝俞穴、胆俞穴、胃俞穴

用面刮法从上向下刮拭背部肝俞穴、胆俞穴至胃俞穴30~60下。

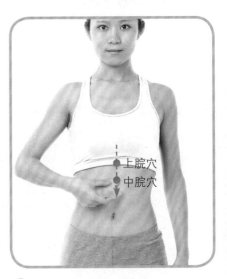

❸ 上脘穴、中脘穴

用面刮法从上向下刮拭上脘穴至中脘穴30~60下。

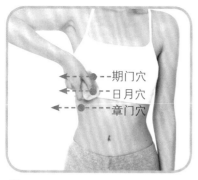

④ 日月穴、期门穴、章门穴

用面刮法分别从内向外隔衣刮拭期门穴、日月穴、章门穴各30~60下。

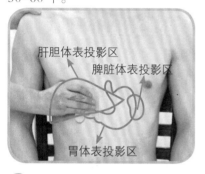

⑥ 肝胆、脾脏、胃体表投影区

用平刮法分别从内向外刮拭肝胆、脾脏、胃体表投影区各30~60下。

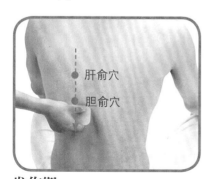

发作期

用面刮法从上向下刮拭肝俞穴至胆俞穴30~60下。

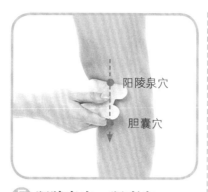

⑤ 阳陵泉穴、胆囊穴

用面刮法从上向下刮拭阳陵泉穴至胆囊穴30~60下。

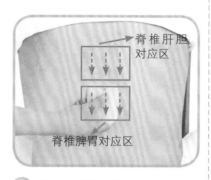

⑦ 脊椎肝胆、脾胃对应区

用面刮法和双角刮法刮拭脊椎肝胆、脾胃对应区各30~60下。

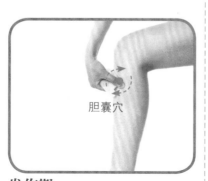

发作期

用平面按揉法按揉双侧下肢胆囊穴各30~60下。

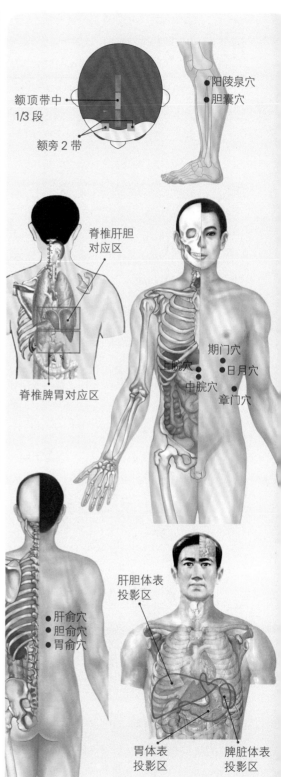

胁痛

　　胁痛是以单侧或双侧胁肋痛为主要表现的病症。主要见于急、慢性肝炎，急、慢性胆囊炎，胆结石以及肋间神经痛、肋软骨炎、胸膜和肺部、胸肌等疾病引起的肋部疼痛。

张秀勤精准刮痧

分型	症状特点	刮痧手法	按证候、选穴位、配技法
虚实兼有 **肝气郁结**	胁肋胀痛、走窜不定、痛及肩背，疼痛每因情志变化而增减	平补平泻法刮拭	加按摩肾俞穴、胆俞穴
实 **瘀血阻络**	胁肋刺痛，痛有定处，入夜尤甚；舌质紫暗，脉沉涩	按压力大、速度慢的手法刮拭	加按摩肝俞穴、血海穴
实热 **肝胆湿热**	胁肋胀痛或灼热疼痛，口苦口黏，胸闷呆纳，恶心呕吐，小便黄赤，大便不爽	按压力大、速度慢的手法刮拭	加拔罐肝俞穴、胆俞穴
虚实兼有 **肝络失养**	胁肋隐痛，过劳加重，口干舌燥，心中烦热，头晕目眩	平补平泻法刮拭	加按摩足三里穴、涌泉穴

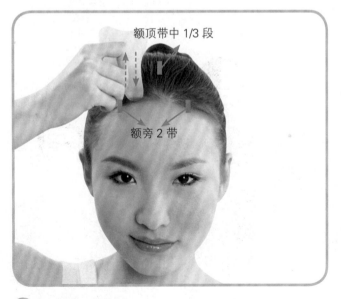

① 头部全息穴区

用厉刮法分别刮拭头部双侧额旁 2 带和额顶带中 1/3 段各 30~60 下。

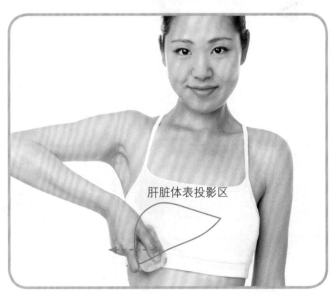

② 肝脏体表投影区

用平刮法从内向外刮拭右胸胁肝脏体表投影区 30~60 下。（本图仅为示意，刮时不隔衣）

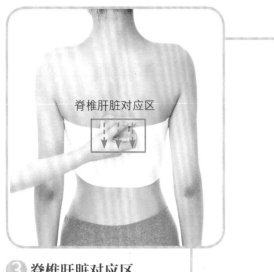

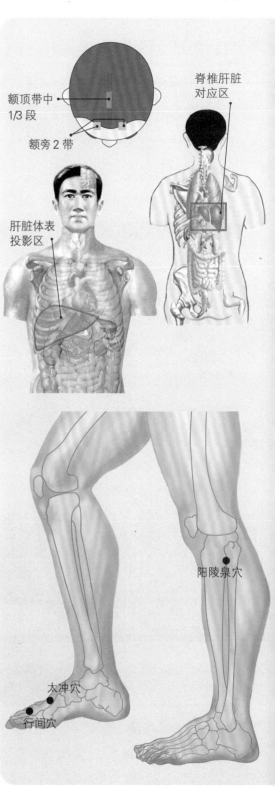

③ 脊椎肝脏对应区

分别用双角刮法和面刮法从
上向下刮拭脊椎肝脏对应区
各 30~60 下。

④ 阳陵泉穴

用面刮法自上而下刮拭双侧
下肢阳陵泉穴各 30~60 下。

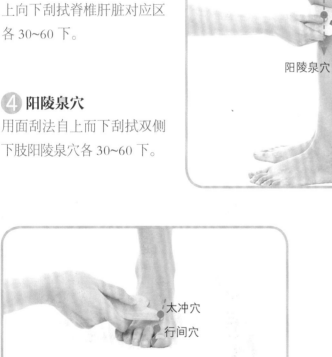

⑤ 太冲穴、行间穴

用角刮法从上向下刮拭太冲穴至行间穴 30~60 下，
或用点按法点按太冲穴、行间穴各 30~60 下。

内科
常见病

腹泻

　　按病程长短，可将腹泻分为急性腹泻和慢性腹泻两类。急性腹泻多为急性肠炎的典型症状，多因饮食生冷或食入不洁之物，或兼受寒湿、暑热之邪，突然腹痛、泻下，且泻下猛烈；慢性腹泻的原因可能是慢性肠炎、肠结核、肠功能紊乱、结肠过敏等，多由思虑伤脾，脾胃素虚，或肝气不疏影响脾运，脾气虚不能运化水谷，谷反为滞，水反为湿，混杂而下，并走大肠，而为泄泻。

张秀勤精准刮痧

分型	症状特点	刮痧手法	按证候、选穴位、配技法
虚寒兼有 **感受寒湿**	急性腹泻，大便次数增多，粪便清稀，水谷相杂，口不渴或喜热饮，肠鸣腹痛，拒按	平补平泻法刮拭	加隔盐灸神阙穴、温和灸阴陵泉穴
实热 **感受湿热**	急性腹泻，腹痛泄泻，泻下急迫，或泻而不爽，粪色黄褐且臭，肛门灼热，尿黄且少	按压力大、速度慢的手法刮拭	加拔罐脾俞穴、大肠俞穴
虚寒 **脾肾阳虚**	慢性腹泻，面色萎黄，食少神疲；大便溏薄，夹有不消化食物，或黎明之时，腹部隐痛肠鸣，腹泻如注，完谷不化，腰膝酸软，怕冷	补法刮拭	加温和灸足三里穴、中脘穴、关元穴，且双手掌摩擦脾俞穴、肾俞穴
实 **食积内停**	腹痛肠鸣，泻下粪便臭如败卵，泻后痛减，脘腹胀满，嗳腐酸臭，不思饮食	按压力大、速度慢的手法刮拭	加拔罐大肠俞穴，且按揉天枢穴、上巨虚穴、内庭穴

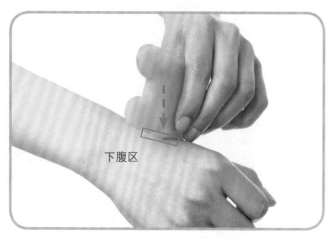

下腹区

1 第二掌骨桡侧下腹区

用垂直按揉法按揉第二掌骨桡侧下腹区 30~60 下。

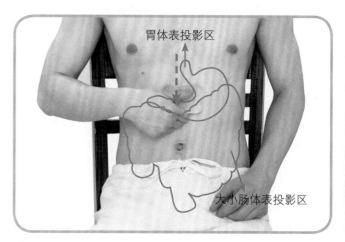

胃体表投影区

大小肠体表投影区

2 大小肠、胃体表投影区

用面刮法分别从上向下刮拭胃、大小肠体表投影区各 30~60 下。

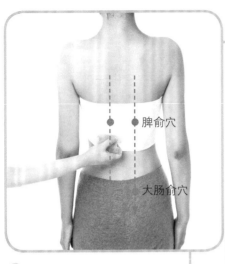

③ 脾俞穴、大肠俞穴

用面刮法从上向下刮拭背部双侧脾俞穴至大肠俞穴各 30~60 下。（本图仅为示意，刮时不隔衣）

④ 脊椎大小肠对应区

用面刮法从上向下刮拭脊椎大小肠对应区 30~60 下。

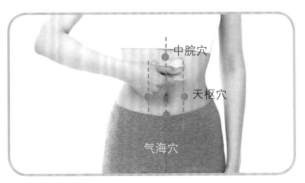

⑤ 中脘穴、气海穴

用面刮法先刮拭中脘穴至气海穴 30~60 下，再刮拭双侧天枢穴各 30~60 下。

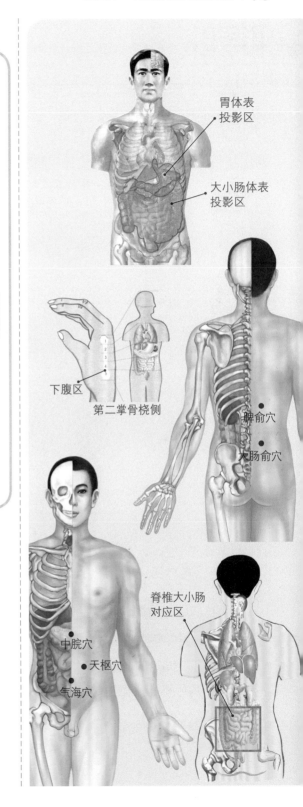

腹胀

中医学认为，腹胀与食积气滞、脾胃气虚、痰湿凝滞、瘀血内停有关。肝胆、胰腺疾病，以及心肾功能不全均可引起腹胀。

张秀勤精准刮痧

分型	症状特点	刮痧手法	按证候、选穴位、配技法
实 食积气滞	腹胀，呃逆，呕吐酸腐，口苦口干，便秘；腹胀部位走窜不定、时作时止，矢气则腹胀减	按压力大、速度慢的手法刮拭	加拔罐天枢穴，且按摩支沟穴、上巨虚穴
虚 脾胃气虚	食欲缺乏，食后胀甚，乏力气短，腹泻或便秘	补法刮拭	加温和灸天枢穴、气海穴
虚实兼有 痰湿凝滞	顽固性腹胀，伴身重乏力，大便溏稀	平补平泻法刮拭	加拔罐脾俞穴、胃俞穴，且温和灸天枢穴、气海穴
虚实兼有 瘀血内停	腹胀日久，腹部胀大，有肿块积聚	平补平泻法刮拭，出痧即改为补法刮拭	加拔罐膈俞穴，且温和灸天枢穴、气海穴

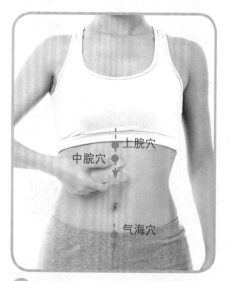

❶ 上脘穴、中脘穴、气海穴

先用面刮法从上向下刮拭上脘穴至中脘穴 30~60 下，再用面刮法从上向下刮拭气海穴 30~60 下。

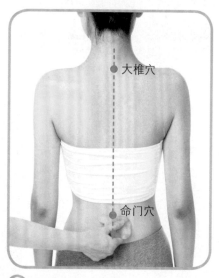

❷ 大椎穴、命门穴

用面刮法从上向下刮拭大椎穴至命门穴 30~60 下。

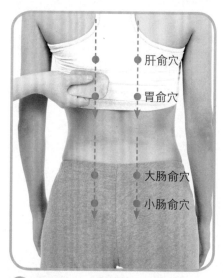

❸ 肝俞穴、胃俞穴、大肠俞穴、小肠俞穴

用面刮法分别从上向下刮拭肝俞穴至胃俞穴、大肠俞穴至小肠俞穴各 30~60 下。（本图仅为示意，刮时不隔衣）

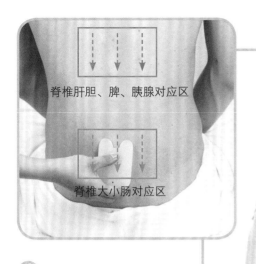

脊椎肝胆、脾、胰腺对应区

脊椎大小肠对应区

④ 脊椎肝胆、脾、胰腺、大小肠对应区

用面刮法和双用角刮法刮拭脊椎肝胆、脾、胰腺及大小肠对应区各 30~60 下。

⑤ 足三里穴

用平面按揉法按揉足三里穴 30~60 下。

足三里穴

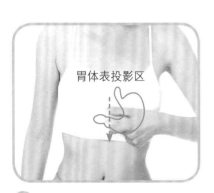

胃体表投影区

⑥ 胃体表投影区

用面刮法从上向下刮拭胃体表投影区 30~60 下。（本图仅为示意，刮时不隔衣）

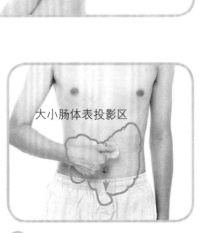

大小肠体表投影区

⑦ 大小肠体表投影区

用面刮法从上向下刮拭大小肠体表投影区 30~60 下。

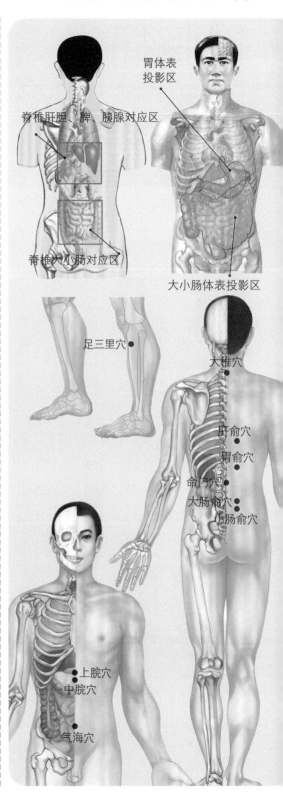

胃体表投影区

脊椎肝胆、脾、胰腺对应区

脊椎大小肠对应区

大小肠体表投影区

足三里穴

大椎穴

肝俞穴

胃俞穴

命门穴

大肠俞穴

小肠俞穴

上脘穴

中脘穴

气海穴

胃脘痛

胃脘痛以胃脘部疼痛为主要症状，是由于不良饮食习惯、长期忧思恼怒、酗酒或长期受某些药物刺激而引起的胃黏膜慢性炎症或萎缩性病变，具体表现为进食后有饱胀感、嗳气，可伴有食欲减退等。

张秀勤精准刮痧

分型	症状特点	刮痧手法	按证候、选穴位、配技法
虚实兼有 寒凝气滞	畏寒喜暖，热敷痛减，口不渴或喜热饮，手足不温	平补平泻法刮拭，出痧即改为补法刮拭	加温和灸中脘穴、气海穴
虚热 阴虚内热	胃脘隐隐灼痛，空腹时重，饥不欲食，口干喜饮，消瘦乏力，大便干燥，或见手足心热	平补平泻法刮拭，痧出后即改为补法刮拭	加按揉阴陵泉穴、三阴交穴、足三里穴
虚 脾胃气虚	胃痛隐隐，喜按，泛吐清水，纳食减少，神疲乏力，大便溏稀	补法刮拭	加按揉气海穴、足三里穴
实热 食积内热	有暴饮暴食史，胃脘胀闷，疼痛拒按，或疼痛剧烈，嗳气或呕吐酸腐，便秘或夹有未消化的食物	按压力大、速度慢的手法刮拭	加拔罐中脘穴、脾俞穴、胃俞穴

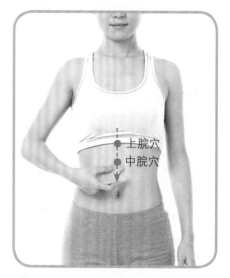

❶ 上脘穴、中脘穴

用面刮法从上向下刮拭上脘穴至中脘穴 30~60 下。

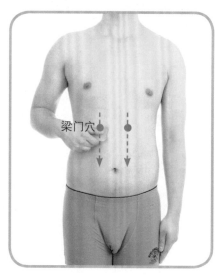

❷ 梁门穴

用面刮法从上向下刮拭双侧梁门穴各 30~60 下。

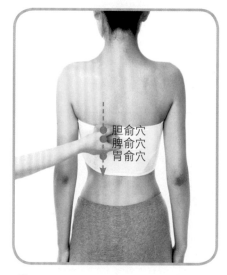

❸ 胆俞穴、脾俞穴、胃俞穴

用面刮法从上向下刮拭背部膀胱经胆俞穴、脾俞穴至胃俞穴 30~60 下。

（本图仅为示意，刮时不隔衣）

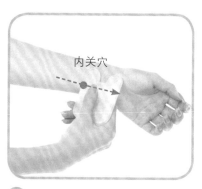

④ 内关穴

用面刮法从上向下刮拭双侧内关穴各 30~60 下。

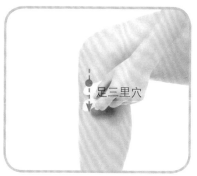

⑤ 足三里穴

用面刮法从上向下刮拭双侧足三里穴各 30~60 下。

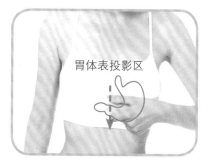

⑥ 胃体表投影区

用面刮法从上向下刮拭胃体表投影区 30~60 下。

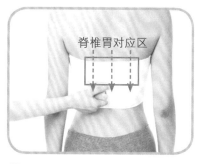

⑦ 脊椎胃对应区

分别用面刮法和双角刮法从上向下刮拭脊椎胃对应区各 30~60 下。

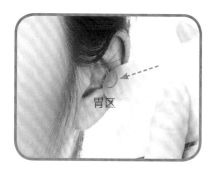

快速缓解胃痛

用垂直按揉法按揉耳部胃区 30~60 下。

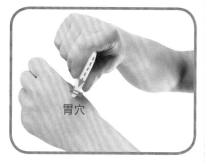

快速缓解胃痛

用垂直按揉法按揉手部第二掌骨桡侧胃穴 30~60 下。

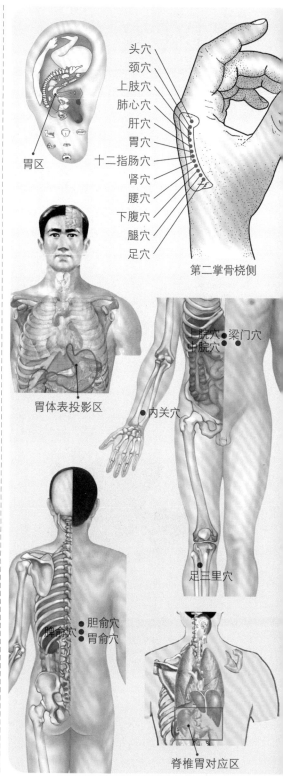

头穴
颈穴
上肢穴
肺心穴
肝穴
胃穴
十二指肠穴
肾穴
腰穴
下腹穴
腿穴
足穴
胃区
第二掌骨桡侧

胃体表投影区
上脘穴　梁门穴
中脘穴
内关穴
足三里穴

胆俞穴
胃俞穴
脾俞穴
脊椎胃对应区

痛风

痛风又称高尿酸血症，是一种因嘌呤代谢障碍使尿酸累积而引起的疾病。以痛风性急性关节炎反复发作、痛风石沉积、慢性痛风石性关节炎和关节畸形，并常累及肾脏引起慢性间质性肾炎和尿酸肾结石形成为主要临床特点。关节红肿疼痛时，刮痧要注意避开红肿部位。

张秀勤精准刮痧

分型	症状特点	刮痧手法	按证候、选穴位、配技法
虚实兼有 **风寒湿痹**	关节肿痛，屈伸不利，或见局部皮下结节、痛风石；伴关节喜温，肢体重着，麻木不仁，小便清长，大便溏稀	平补平泻法刮拭	加温和灸肾俞穴、足三里穴
实热 **湿热痹阻**	关节红肿热痛，病势较急，局部灼热，得凉则舒；伴发热，口渴，心烦，小便短黄	按压力大、速度慢的手法刮拭	加拔罐曲池穴、大椎穴
虚寒 **脾肾阳虚**	关节肿痛持续，肢体及面部水肿；伴气短乏力，腰膝酸软，畏寒肢冷，纳呆呕恶，腹胀便溏	补法刮拭	加按揉脾俞穴、肾俞穴及手指各关节
虚实兼有 **痰瘀阻滞**	关节肿痛，反复发作，时轻时重，局部硬节，或见痛风石；伴关节畸形，屈伸不利，局部皮色暗红，体虚乏力，面色青黯	平补平泻法刮拭，有补有泻	加拔罐膈俞穴、心俞穴，且按摩丰隆穴

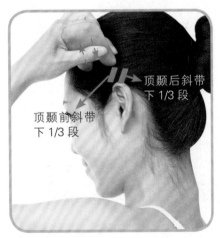

① 头部全息穴区

用厉刮法分别刮拭头部顶颞前斜带下 1/3 段、顶颞后斜带下 1/3 段各 30~60 下。

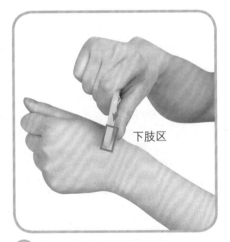

② 第二掌骨桡侧下肢区

用垂直按揉法按揉第二掌骨桡侧下肢区 30~60 下，并仔细寻找疼痛、敏感点，重点按揉。

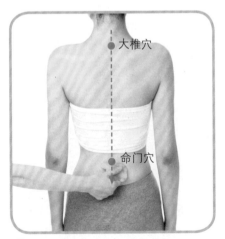

③ 大椎穴、命门穴

用面刮法从上向下刮拭大椎穴至命门穴 30~60 下。

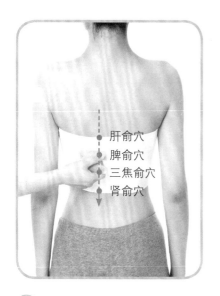

④ 肝俞穴、脾俞穴、三焦俞穴、肾俞穴

用面刮法从上向下刮拭肝俞穴、脾俞穴、三焦俞穴至肾俞穴30~60下。

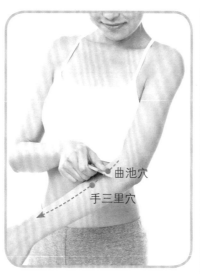

⑤ 曲池穴、手三里穴

用面刮法从上向下刮拭上肢肘关节至腕关节30~60下，重点刮拭曲池穴、手三里穴。

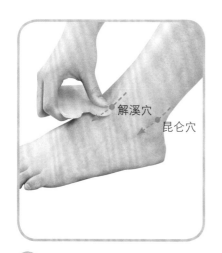

⑥ 解溪穴、昆仑穴

用面刮法从上向下刮拭踝关节、足背及足趾各30~60下，重点刮拭解溪穴、昆仑穴。

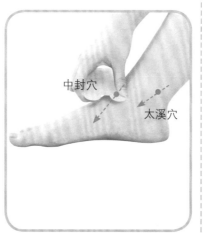

⑦ 太溪穴、中封穴

用面刮法从上向下刮拭踝关节、足背及足趾各30~60下，重点刮拭太溪穴、中封穴。

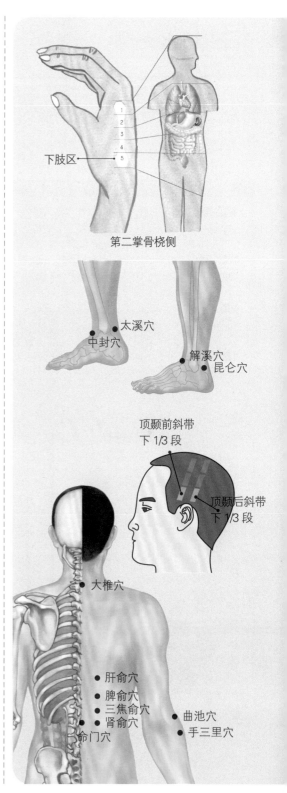

便秘

凡大便干燥、排便困难、大便次数减少、秘结不通超过2天以上者称为便秘。水分少、膳食纤维摄入不足、精神紧张、运动量小、排便无力均可导致便秘。

张秀勤精准刮痧

分型	症状特点	刮痧手法	按证候、选穴位、配技法
实寒 冷秘	大便艰涩，不易排出；面色萎黄无华，四肢不温，小便清长，腹中冷痛	平补平泻法刮拭	加温和灸肾俞穴、关元穴
实热 热秘	大便干结，小便短赤，腹部胀满，按之有包块，疼痛，口干口臭	按压力大、速度慢的手法刮拭	加拔罐大肠俞穴，且按揉腹结穴、上巨虚穴
虚 虚秘	虽有便意，临厕努挣乏力则汗出短气，便后疲乏，粪质松散，面色无华，神疲气怯	补法刮拭	加按揉关元穴、足三里穴、三阴交穴
实 气秘	大便秘而不甚干结，腹胀连及两胁，口苦，目眩	平补平泻法刮拭	加按揉气海穴、行间穴

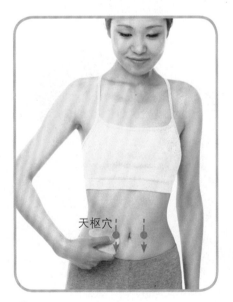

1 天枢穴

用面刮法从上向下刮拭双侧天枢穴各30~60下。

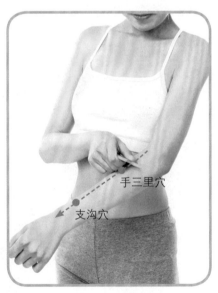

2 手三里穴、支沟穴

用面刮法从上向下刮拭手三里穴至支沟穴30~60下。

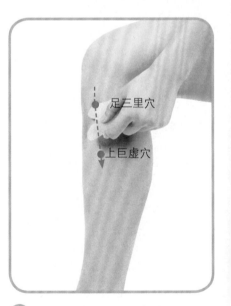

3 足三里穴、上巨虚穴

用面刮法从上向下刮拭足三里穴至上巨虚穴30~60下。

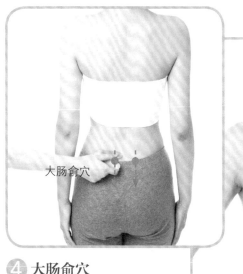

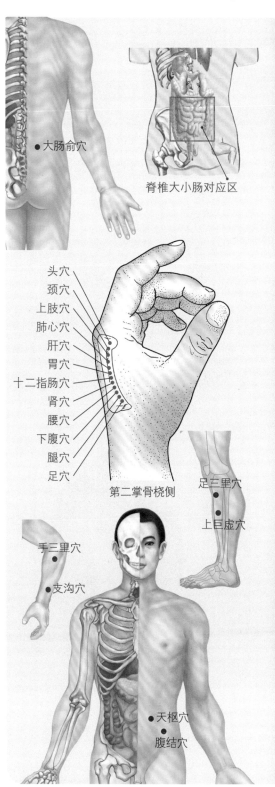

❹ 大肠俞穴

用面刮法从上向下刮拭背部双侧大肠俞穴各 30~60 下。（本图仅为示意，刮时不隔衣）

❺ 腹结穴

用面刮法从上向下刮拭双侧腹结穴各 30~60 下。（本图仅为示意，刮时不隔衣）

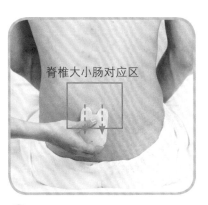

❻ 脊椎大小肠对应区

分别用角刮法和面刮法刮拭脊椎大小肠对应区各 30~60 下。

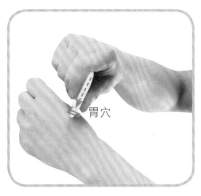

❼ 第二掌骨桡侧胃穴

用垂直按揉法按揉手部第二掌骨桡侧胃穴 30~60 下。

泌尿系感染

泌尿系统又称尿路感染。急性泌尿系感染一般表现为发热、尿频、尿急、尿痛；慢性泌尿系感染多发于肾气不足，兼有下焦湿热者。

张秀勤精准刮痧

分型	症状特点	刮痧手法	按证候、选穴位、配技法
虚寒 下焦虚寒	尿频，尿急，淋漓不尽；小腹会阴胀痛，腰酸乏力，萎靡不振，手足不温	补法刮拭，温补气血法刮拭	加温和灸气海穴、水道穴
实热 下焦湿热	小便短数、黄赤，排尿时灼热刺痛，小腹拘急胀痛；或发热，口苦，恶心呕吐；或腰痛拒按；或大便秘结	按压力大、速度慢的手法刮拭	加拔罐膀胱俞穴、次髎穴
虚 气阴两虚	尿频、尿急，尿痛不甚，尿后余沥，腰膝酸软，五心烦热，失眠多梦，遗精早泄	补法刮拭，出浅痧即止	加按揉中极穴、水泉穴，且双手掌摩擦肾俞穴、膀胱俞穴
实 气滞血瘀	尿时小便突然中断，疼痛如绞，反复发作，甚则尿血，痛引少腹、睾丸及下腰部	按压力大、速度慢的手法刮拭	加按揉血海穴、三阴交穴、行间穴

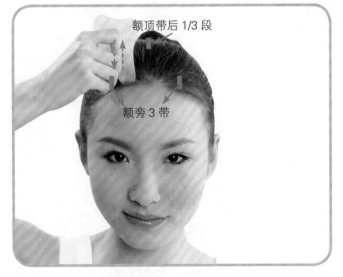

① 头部全息穴区

用厉刮法分别刮拭双侧额旁 3 带及额顶带后 1/3 段各 30~60 下。

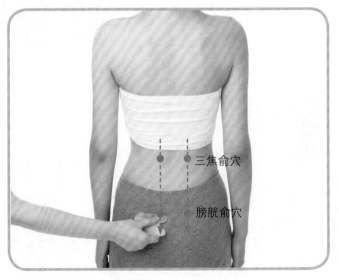

② 三焦俞穴、膀胱俞穴

用面刮法从上向下刮拭双侧三焦俞穴至膀胱俞穴各 30~60 下。（本图仅为示意，刮时不隔衣）

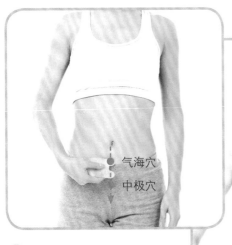

气海穴
中极穴

❸ 气海穴、中极穴

用面刮法从上向下刮拭任脉气海穴至中极穴 30~60 下。（本图仅为示意，刮时不隔衣）

❹ 水道穴、归来穴

用面刮法从上向下刮拭双侧水道穴至归来穴各 30~60 下。（本图仅为示意，刮时不隔衣）

水道穴
归来穴

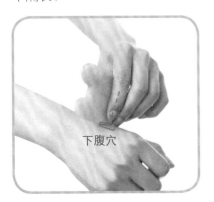

下腹穴

❺ 第二掌骨桡侧下腹穴

用垂直按揉法按揉第二掌骨桡侧下腹穴 30~60 下。

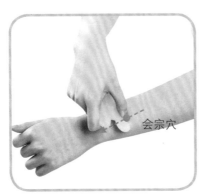

会宗穴

❻ 会宗穴

用面刮法从上向下刮拭双侧会宗穴各 30~60 下。

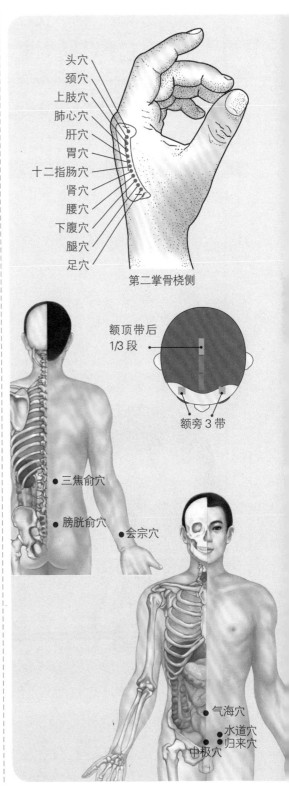

头穴
颈穴
上肢穴
肺心穴
肝穴
胃穴
十二指肠穴
肾穴
腰穴
下腹穴
腿穴
足穴

第二掌骨桡侧

额顶带后 1/3 段

额旁 3 带

三焦俞穴

膀胱俞穴

会宗穴

气海穴
水道穴
归来穴
中极穴

中风后遗症

中风后遗症以大脑和脑干血管性病变后遗症为多见，常表现为一侧肢体瘫痪、麻木、口眼歪斜、语言不利等症状。坚持刮痧，可以振奋阳气、疏通经络，有助于中风后遗症的康复。

张秀勤精准刮痧

分型	症状特点	刮痧手法	按证候、选穴位、配技法
虚寒 心肾阳虚	意识蒙胧，健忘，言语不利，肢体不遂，畏寒肢冷，心悸气短，眩晕耳鸣，血压偏低	补法刮拭，按压力小的快刮法刮拭	加温和灸肾俞穴、足三里穴
虚实兼有 阴虚阳亢	头胀痛，眩晕耳鸣，少眠多梦，腰膝酸软，口眼歪斜，半身不遂	平补平泻法刮拭，痧出后即改为补法刮拭	加按揉太溪穴、三阴交穴
虚实兼有 痰浊内阻	胸腹痞满，神智昏蒙，半身不遂，口眼歪斜，四肢不温，喉中痰鸣	平补平泻法刮拭，痧出后即改为补法刮拭	加按揉患肢手足各小关节及手足各经脉井穴①，且摩擦脾俞穴、肾俞穴
虚实兼有 气虚血瘀	头晕心悸，面黄神疲，气短乏力，半身不遂，舌强语謇，偏身麻木，舌胖，或有瘀斑	平补平泻法刮拭，痧出后即改为补法刮拭	加拔罐膈俞穴、心俞穴，且按摩血海穴

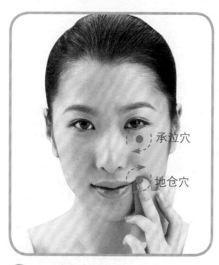

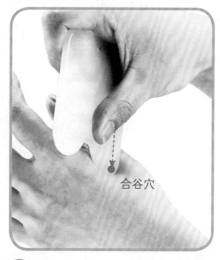

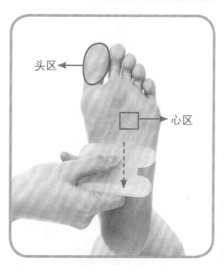

① 承泣穴、地仓穴

用平面按揉法分别按揉地仓穴、承泣穴各30~60下，可改善口眼歪斜。

② 合谷穴

用垂直按揉法按揉合谷穴30~60下，可改善口眼歪斜。

③ 足底全息穴区

用面刮法刮拭全足底部30~60下，重点刮拭足底心区、头区，可改善口眼歪斜。

---

①：井穴，五俞穴的一种，穴位均位于手指或足趾的末端外，全身十二经脉各有一个井穴，合称"十二井穴"。

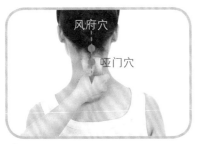

④ 风府穴、哑门穴

用面刮法从上向下刮拭后头部风府穴至哑门穴 30~60 下，可改善言语不利。

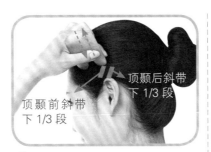

⑤ 头部全息穴区

用厉刮法分别刮拭顶颞前斜带下 1/3 段、顶颞后斜带下 1/3 段各30~60 下，可改善言语不利。

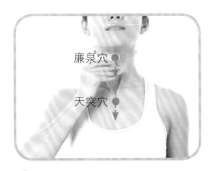

⑥ 廉泉穴、天突穴

用面刮法从上向下缓慢刮拭廉泉穴、再用角刮法缓慢轻刮天突穴，各刮拭 30~60 下，改善言语不利。

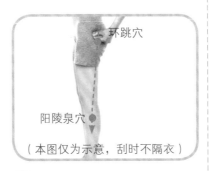

⑦ 环跳穴、阳陵泉穴

用面刮法从上向下刮拭环跳穴至阳陵泉穴 30~60 下，可改善四肢运动障碍。

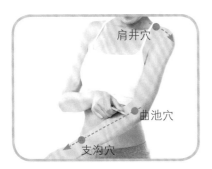

⑧ 肩井穴、曲池穴、支沟穴

用面刮法从上向下先刮肩井穴、再刮曲池穴至支沟穴，各刮拭30~60 下，可改善四肢运动障碍。

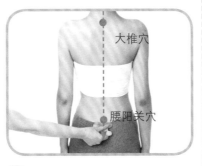

⑨ 大椎穴、腰阳关穴

用面刮法从上向下刮拭大椎穴至腰阳关穴 30~60 下，可改善四肢运动障碍。

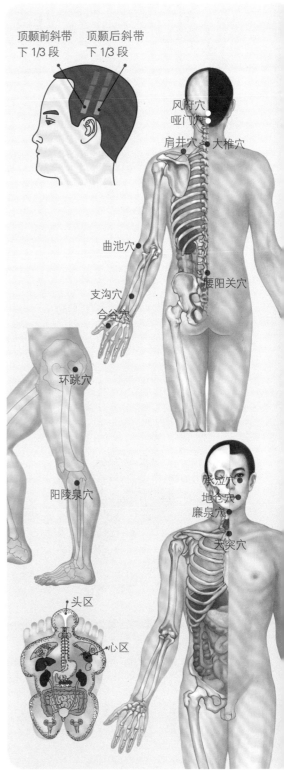

内科 常见病

面神经麻痹

面神经麻痹俗称面瘫，通常表现为一侧面部肌肉麻痹，口眼歪斜。面瘫有中枢性和周围性之分，中枢性面神经麻痹与脑神经损伤有关，周围性面神经麻痹是颈乳突孔内急性非化脓性的面神经炎。

张秀勤精准刮痧

分型	症状特点	刮痧手法	按证候、选穴位、配技法
实寒 风寒	起病急，有受风寒史，清晨发现口眼歪斜，病侧眼睑不能闭合，眼泪外溢，说话漏风，口角流涎	平补平泻法刮拭	加温和灸颊车穴、地仓穴
实热 风热	发病前常有病侧耳内、耳后完骨处疼痛，继而发现面瘫；口苦，大便干燥，小便短赤	按压力大、速度慢的手法刮拭	加闪罐颊车穴、地仓穴，留罐风池穴
虚 气虚	口眼歪斜，日久不复，头晕乏力，胃纳呆滞，心悸，眼花	补法刮拭	加按揉颊车穴、地仓穴、列缺穴
虚实兼有 痰浊互阻	口眼歪斜，头痛，肢体麻木，头晕，神疲乏力，纳呆	有补有泻，疼痛减轻即改为补法刮拭	加拔罐风池穴，且按揉翳风穴

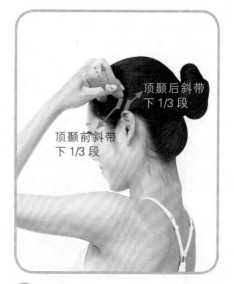

顶颞后斜带下 1/3 段

顶颞前斜带下 1/3 段

① 头部全息穴区

用厉刮法依次刮拭头部两侧顶颞前斜带下 1/3 段、顶颞后斜带下 1/3 段各 30~60 下。

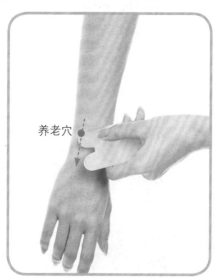

养老穴

② 养老穴

用平面按揉法从上向下刮拭养老穴 30~60 下。

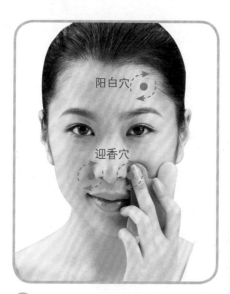

阳白穴

迎香穴

③ 阳白穴、迎香穴

用平面按揉法先按揉面部患侧阳白穴 30~60 下，再按揉双侧迎香穴各 30~60 下。

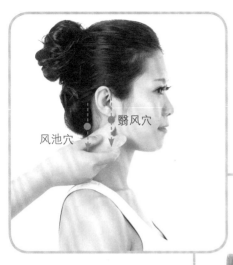

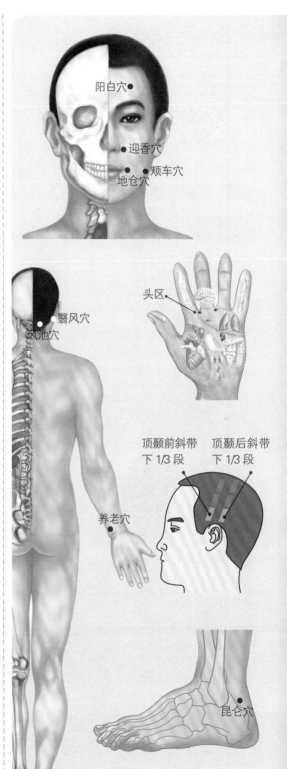

④ 翳风穴、风池穴

用角刮法分别从上向下刮拭患侧翳风穴、风池穴各30~60下。

⑤ 手掌全息穴区

用面刮法刮拭全手掌30~60下，重点刮拭手掌的头区。

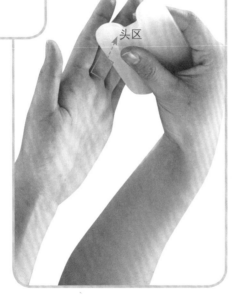

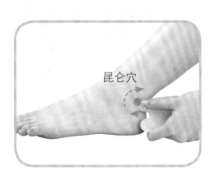

⑥ 昆仑穴

用平面按揉法按揉两侧昆仑穴各30~60下。

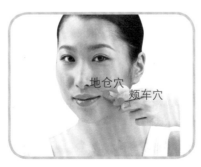

⑦ 地仓穴、颊车穴

用单角刮法从地仓穴刮至颊车穴30~60下。

眩晕

内科常见病

　　眩晕是目眩和头晕的总称。目眩即眼花或眼前发黑，视物模糊；头晕即感觉自身和外界景物旋转，站不稳。脑血管病变、颈椎病、内耳病变等多种疾病都可以引起眩晕。刮痧疗法有助于缓解眩晕的症状；经常眩晕者，须查明眩晕的原因，综合治疗。

张秀勤精准刮痧

分型	症状特点	刮痧手法	按证候、选穴位、配技法
虚 **肾阴不足**	眩晕，精神萎靡，少寐多梦，健忘，腰膝酸软，遗精，耳鸣；偏于阴虚者五心烦热，舌鲜红，四肢不温，体寒怯冷	补法刮拭，不追求出痧	加温和灸肾俞穴、涌泉穴
实热 **肝阳上亢**	眩晕耳鸣，头胀痛，每因烦劳或恼怒而头晕、头痛加剧，面潮红，急躁易怒，少寐多梦，口苦	按压力大、速度慢的手法刮拭	加拔罐风池穴、肝俞穴，且按揉太冲穴、行间穴
虚 **气血亏虚**	眩晕动则加剧，劳累即发，面色㿠白，唇甲不华，发干枯、少光泽，心悸少寐，神疲懒言，食欲下降	补法刮拭，不追求出痧	加按揉足三里穴、涌泉穴，且摩擦肾俞穴
虚实兼有 **痰浊中阻**	眩晕，头昏如蒙，胸闷，恶心，食少多寐，舌苔厚腻，面色晦暗或有色斑，舌有瘀点	按压力大、速度慢的手法刮拭，有补有泻	加拔罐肩井穴、胆俞穴，且按摩丰隆穴

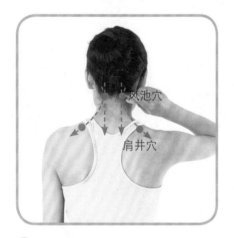

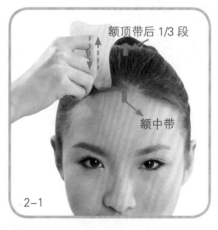

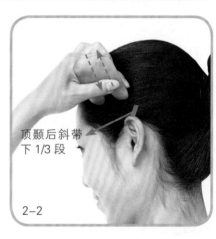

❶ 风池穴、肩井穴

先用单角刮法从上向下刮拭两侧风池穴各30~60下，再用面刮法从上向下刮拭两侧风池穴至肩井穴各30~60下。

❷ 头部全息穴区

用厉刮法依次刮拭额中带、额顶带后1/3段、顶颞后斜带下1/3段各30~60下。

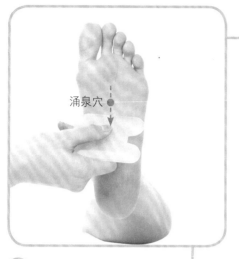

③ 涌泉穴

用面刮法刮拭双侧涌泉穴各
30~60 下。

④ 足三里穴、丰隆穴

用面刮法从上向下刮拭足三
里穴至丰隆穴 30~60 下。

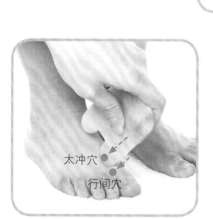

⑤ 太冲穴、行间穴

用垂直按揉法分别按揉足背太冲
穴、行间穴各 30~60 下。

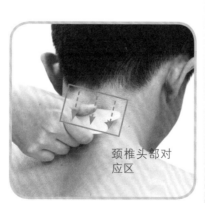

⑥ 颈椎头部对应区

分别用面刮法和双角刮法从上
向下刮拭颈椎头部对应区各
30~60 下。

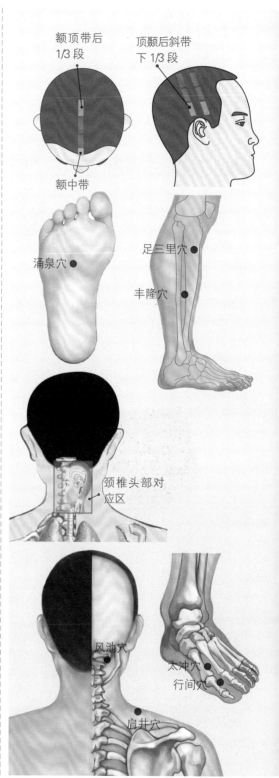

失眠

失眠是指经常不能获得正常的睡眠。轻者入睡困难，或睡而不实，易于惊醒，或早醒，醒后不能入睡；重者可彻夜不眠。长期失眠会导致头痛、头昏、心悸、健忘、多梦等。

张秀勤精准刮痧

分型	症状特点	刮痧手法	按证候、选穴位、配技法
虚 心脾两虚	头晕神疲，虚烦不寐，健忘，耳鸣，面色少华，饮食无味，体寒肢冷	补法刮拭，不追求出痧	加温和灸脾俞穴、三阴交穴，且按揉神门穴
虚热 阴虚火旺	虚烦不寐，或稍寐即醒，手足心热，惊悸，健忘，口干咽燥，腰膝酸软，头晕耳鸣	平补平泻法刮拭，痧出后即改为补法	加按揉大陵穴、太溪穴
实热 痰热内扰	睡眠不实，脘痞，甚则呕啐痰涎，头晕目眩，舌苔黄腻	按压力大、速度慢的手法刮拭	加拔罐脾俞穴、胃俞穴，且按摩中脘穴、丰隆穴、厉兑穴
实热 心肝火旺	烦躁易怒，入眠艰难，目赤耳鸣，头晕且痛，胁痛口苦，舌苔黄腻	按压力大、速度慢的手法刮拭	加拔罐心俞穴、胆俞穴，且按揉劳宫穴、行间穴

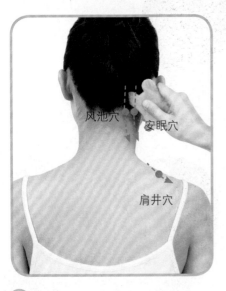

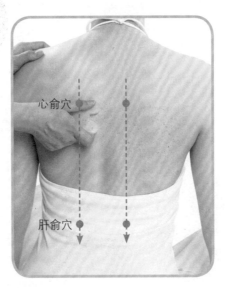

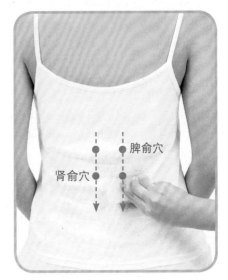

①安眠穴、风池穴、肩井穴

先用角刮法从上向下刮拭风池穴、安眠穴各 30~60 下，再用面刮法从上向下刮拭肩井穴 30~60 下。

②心俞穴、肝俞穴

用面刮法从上向下刮拭双侧心俞穴至肝俞穴各 30~60 下。（本图仅为示意，刮时不隔衣）

③脾俞穴、肾俞穴

用面刮法从上向下刮拭双侧脾俞穴至肾俞穴各 30~60 下。（本图仅为示意，刮时不隔衣）

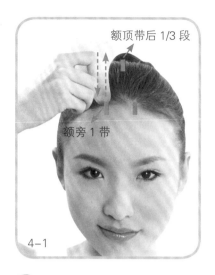

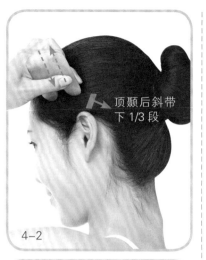

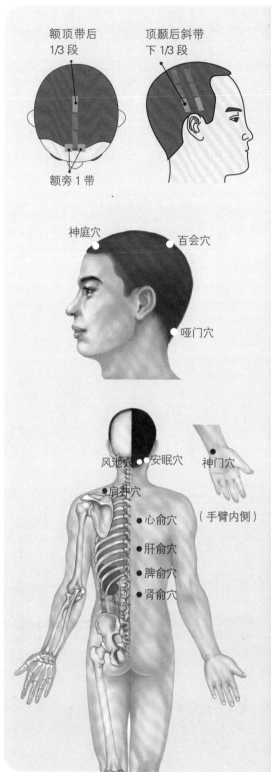

④ 头部全息穴区

用厉刮法先依次刮拭头部双侧额旁 1 带、额顶带后 1/3 段各 30~60 下，再刮拭双侧顶颞后斜带下 1/3 段 30~60 下。

⑤ 神门穴

用面刮法从上向下刮拭神门穴 30~60 下。

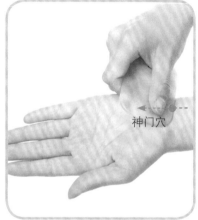

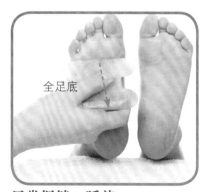

日常保健·睡前

每晚睡前用面刮法从上向下刮拭全足底 30~60 下，重点刮拭足大脚趾。

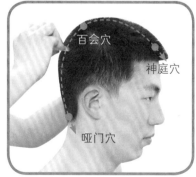

日常保健·晨起

每日晨起用面刮法先从头顶部百会穴向前刮至神庭穴 30~60 下，再从百会穴向后刮至哑门穴 30~60 下。

落枕

　　落枕又称颈肌痉挛，是急性单纯性颈项肌肉僵硬、疼痛，颈部转动受限的一种病症。常于起床后突感一侧颈项强直，不能俯仰转侧，患侧肌肉痉挛，酸楚疼痛，并向同侧肩背及上臂扩散，或兼有头痛怕冷等症状。落枕时刮痧，可有效缓解颈部肌肉僵硬、疼痛。

张秀勤精准刮痧

分型	症状特点	刮痧手法	按证候、选穴位、配技法
实寒 **风寒阻滞**	睡眠姿势不当，或有感受风寒病史，颈项强痛，遇寒加重，手足不温	平补平泻法刮拭	加温和灸风门穴、肩中俞穴，且按揉中渚穴
虚 **肝肾两虚**	颈肌劳损，落枕反复发作，伴疲劳、气短乏力	补法刮拭	加按揉养老穴、后溪穴、中渚穴

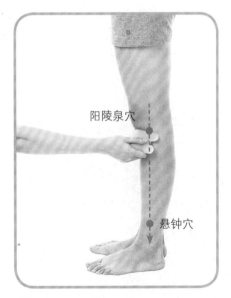

阳陵泉穴

悬钟穴

① **阳陵泉穴、悬钟穴**

用面刮法或平面按揉法刮拭患侧阳陵泉穴至悬钟穴 30~60 下。

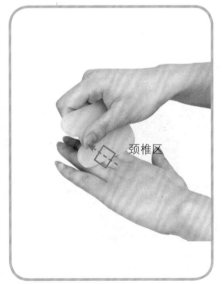

颈椎区

② **第三掌骨颈椎区**

用面刮法从上向下刮拭第三掌骨中指颈椎区 30~60 下。

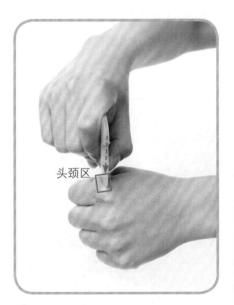

头颈区

③ **第二掌骨桡侧头颈区**

用垂直按揉法按揉第二掌骨桡侧头颈区 30~60 下。

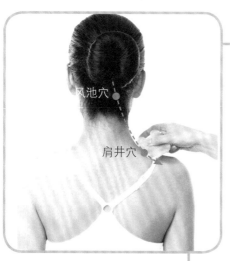

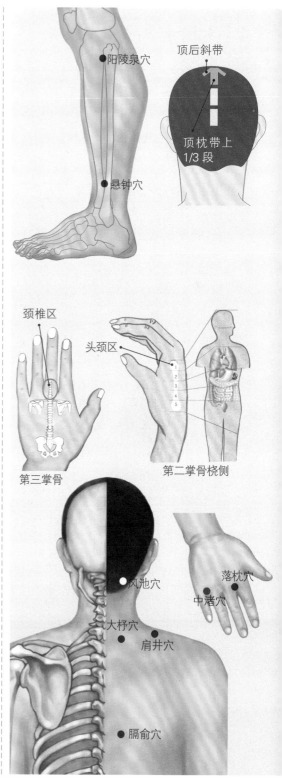

❹ 风池穴、肩井穴

用面刮法从上向下刮拭患侧风池穴至肩井穴 30~60 下。

❺ 大杼穴、膈俞穴

用面刮法从上向下刮拭患侧大杼穴至膈俞穴 30~60 下。

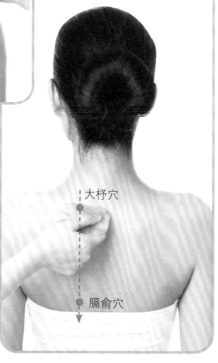

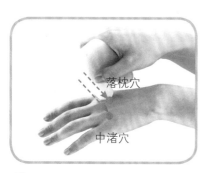

❻ 落枕穴、中渚穴

用垂直按揉法分别按揉患侧落枕穴、中渚穴各 30~60 下。

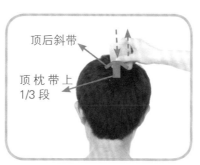

❼ 头部全息穴区

用厉刮法分别刮拭头部顶枕带上1/3 段、健侧顶后斜带各 30~60 下。

颈椎病

外科
常见病

颈椎病是颈椎骨关节炎、增生性颈椎炎、颈神经根综合征、颈椎间盘脱出症的总称。主要由于颈椎长期劳损、骨质增生，或椎间盘脱出、韧带增厚，致颈椎脊髓、神经根或椎动脉受压，而导致颈项、肩臂、肩胛上背、上胸壁及上肢疼痛或麻痛，颈部活动受限，还可见头晕恶心，甚或呕吐。

张秀勤精准刮痧

分型	症状特点	刮痧手法	按证候、选穴位、配技法
实寒 风寒痹阻	夜寐露肩，或久卧湿地致颈部僵硬疼痛，活动受限，遇风寒则加重，体寒怕冷	平补平泻法刮拭	加温和灸大椎穴，且拔罐肩井穴、风门穴
虚 肝肾亏虚	颈部酸痛，四肢麻木乏力，头晕眼花，恶心呕吐，腰膝酸软	补法刮拭	加温和灸大椎穴、外关穴
虚实兼有 劳伤血瘀	颈部酸痛、僵硬日久，或伴肩痛及手指酸麻；头昏、眩晕、身软乏力，刮拭颈肩部有肌肉僵硬或结节现象	平补平泻法刮拭，痧出即改为补法刮拭	加按揉外关穴、中渚穴、阿是穴，疼痛重者拔罐阿是穴

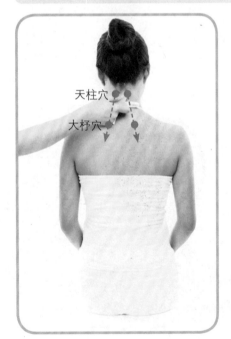

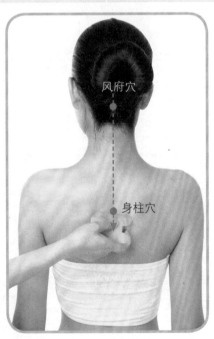

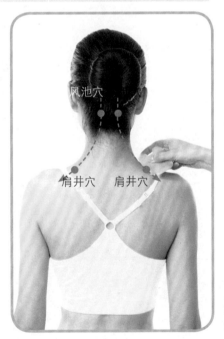

❶ 天柱穴、大杼穴

用面刮法从上向下刮拭颈部双侧的天柱穴至大杼穴各30~60下。

❷ 风府穴、身柱穴

用面刮法从上向下刮拭风府穴至身柱穴30~60下。

❸ 风池穴、肩井穴

用面刮法从上向下刮拭双侧风池穴至肩井穴30~60下。

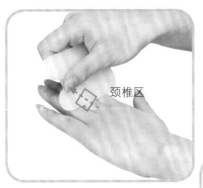

颈椎区

④ 第三掌骨颈椎区

用面刮法从上向下刮拭第三掌骨颈椎区 30~60 下。

⑤ 头部全息穴区

用厉刮法分别刮拭头部顶枕带上 1/3 段、顶后斜带各 30~60 下。

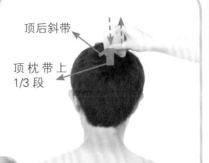

顶后斜带

顶枕带上 1/3 段

⑥ 外关穴、中渚穴

用平面按揉法分别按揉外关穴、中渚穴各 30~60 下。

外关穴

中渚穴

⑦ 阳陵泉穴、悬钟穴

用面刮法从上向下刮拭阳陵泉穴至悬钟穴 30~60 下。

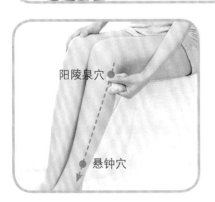

阳陵泉穴

悬钟穴

⑧ 天宗穴

用面刮法从上向下刮拭背部双侧天宗穴各 30~60 下。

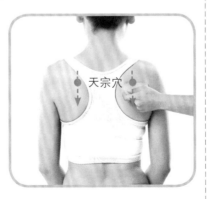

天宗穴

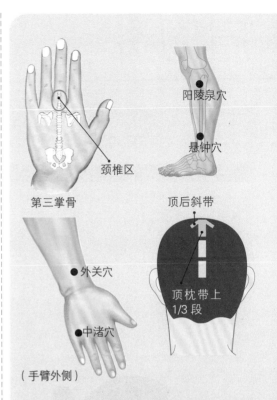

阳陵泉穴

悬钟穴

颈椎区

第三掌骨

顶后斜带

外关穴

中渚穴

（手臂外侧）

顶枕带上 1/3 段

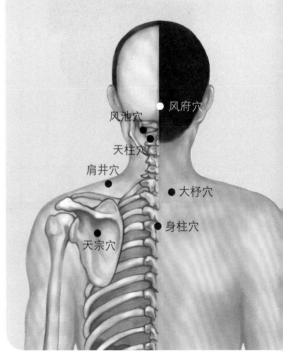

风池穴　风府穴

天柱穴

肩井穴

大杼穴

身柱穴

天宗穴

肩周炎

外科 常见病

肩周炎主要表现为肩周围疼痛及活动功能障碍。其名称较多，如本病常发于 50 岁左右，因而被称为"五十肩"；又因患者局部常畏寒怕冷且活动明显受限，如同冰冷而固结，故又称"冻结肩"；此外还有"漏肩风""肩凝症"等称谓。

张秀勤精准刮痧

分型	症状特点	刮痧手法	按证候、选穴位、配技法
虚实兼有 **风寒湿痹**	肩周重滞疼痛、屈伸不利，遇寒加重，倦怠乏力，身体沉重	平补平泻法刮拭	加温和灸肩髃穴、风门穴、消泺穴
虚 **气血两虚**	肩周酸胀不舒，劳累则痛加重，休息则减轻，面色无华，气短乏力	补法刮拭	加按揉阿是穴、外关穴、条口穴
虚实兼有 **瘀血凝滞**	肩关节疼痛，活动受限日久，痛点固定，刺痛，夜间疼痛尤甚，面色黯沉	按压力大、速度慢的手法刮拭，出痧后即改为补法刮拭	加拔罐肩髃穴、肩髎穴，疼痛明显者拔罐阿是穴

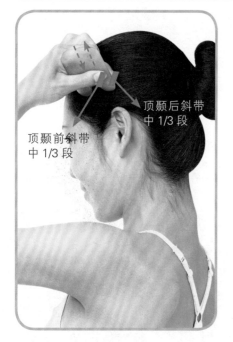

① 头部全息穴区

用厉刮法依次刮拭健侧顶颞前斜带中 1/3 段、健侧顶颞后斜带中 1/3 段各 30~60 下。

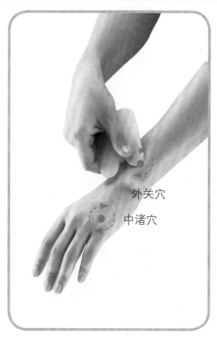

② 外关穴、中渚穴

用平面按揉法按揉外关穴，用垂直按揉法按揉中渚穴，各按揉 30~60 下。

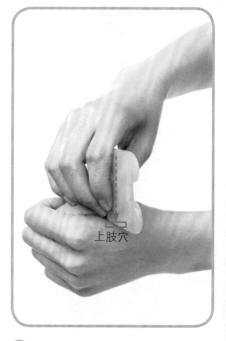

③ 第二掌骨桡侧上肢穴

用垂直按揉法按揉第二掌骨桡侧上肢穴 30~60 下。

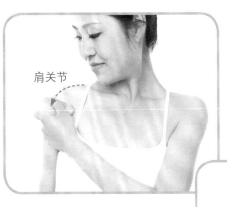

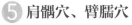

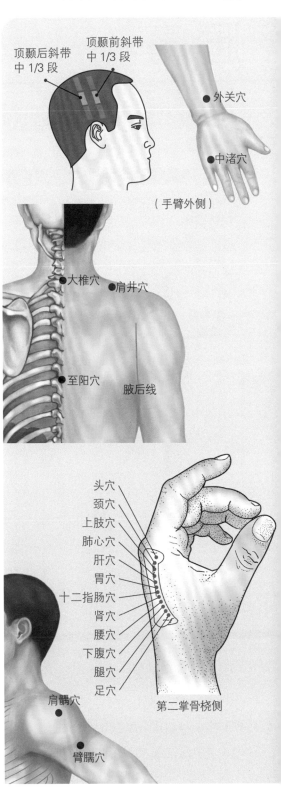

④ 肩关节

用面刮法刮拭患侧肩关节 30~60 下。

⑤ 肩髃穴、臂臑穴

用面刮法从上向下刮拭患侧肩髃穴至臂臑穴 30~60 下。

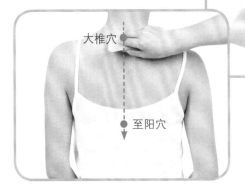

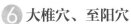

⑥ 大椎穴、至阳穴

用面刮法从上向下刮拭大椎穴到至阳穴 30~60 下。

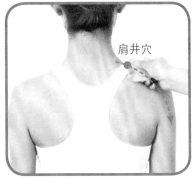

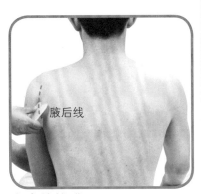

肩痛上举难

用面刮法从内向外刮拭患侧肩井穴，并滑向肩下，刮拭 30~60 下。（本图仅为示意，刮时不隔衣）

肩痛前伸难

用单角刮法从上向下刮拭患侧腋后线，对有疼痛和结节的部位重点刮拭，刮拭 30~60 下。

外科
常见病

腰痛

腰痛是由于劳累、外伤、风湿、受寒等各种原因引起的腰部一侧、两侧疼痛或痛连脊椎的一种症状，多见于腰肌劳损、骨质增生、椎管狭窄等脊椎关节退行性疾病。

张秀勤精准刮痧

分型	症状特点	刮痧手法	按证候、选穴位、配技法
实 瘀血腰痛	多因运动转腰不慎，或劳损日久，腰痛有固定之处，或连及大腿疼痛、麻木	按压力大、速度慢的手法刮拭	加拔罐阿是穴
虚实兼有 寒湿腰痛	腰部冷痛重着，逐渐加重，静卧病痛不减，寒冷或阴雨天则加重，脘腹痞满，大便溏稀	平补平泻法刮拭	加温和灸腰阳关穴、命门穴、肾俞穴
虚 肾虚腰痛	腰部隐隐作痛，酸软无力，缠绵不愈，局部发凉，喜温喜按，遇劳更甚，卧则减轻	补法刮拭	加双手掌摩擦肾俞穴、志室穴

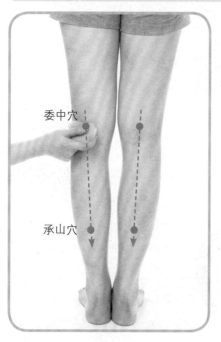

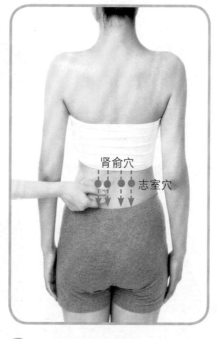

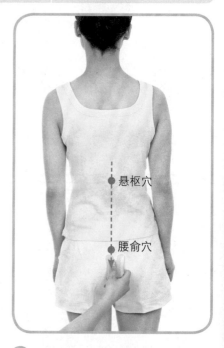

①委中穴、承山穴

用面刮法分别从上向下刮拭双侧委中穴至承山穴各 30~60 下。

②肾俞穴、志室穴

用面刮法分别从上向下刮拭双侧肾俞穴、志室穴各 30~60 下。

③悬枢穴、腰俞穴

用角刮法从上向下刮拭悬枢穴至腰俞穴 30~60 下。

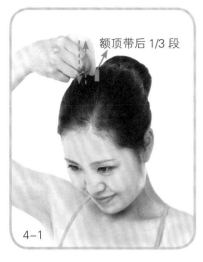

额顶带后 1/3 段

4-1

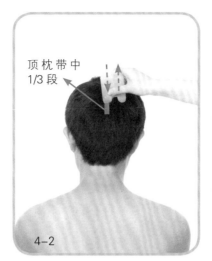

顶枕带中 1/3 段

4-2

④ **头部全息穴区**

用厉刮法刮拭头部额顶带后 1/3 段、顶枕带中 1/3 段各 30~60 下。

⑤ **第三掌骨腰椎区、骶椎区**

用推刮法从上向下刮拭第三掌骨腰椎区及骶区 30~60 下，并寻找阳性反应处重点刮拭。

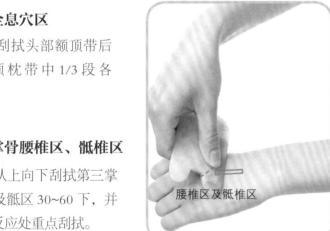

腰椎区及骶椎区

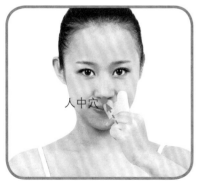

人中穴

因扭伤所致腰痛

用点按法点按面部人中穴 30~60 下。

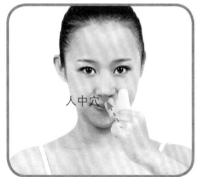

后溪穴

因扭伤所致腰痛

用面刮法从上向下刮拭手部患侧后溪穴 30~60 下。

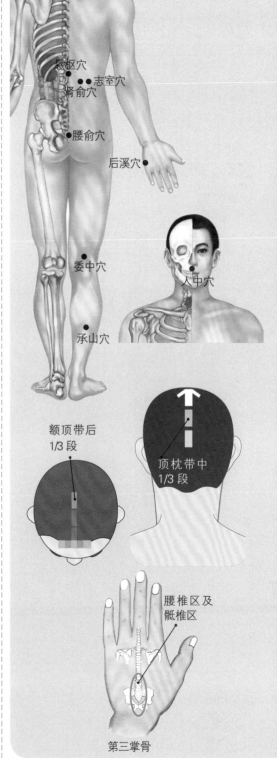

悬枢穴

志室穴

肾俞穴

腰俞穴

后溪穴

委中穴

人中穴

承山穴

额顶带后 1/3 段

顶枕带中 1/3 段

腰椎区及骶椎区

第三掌骨

外科 常见病

膝关节痛

膝关节痛是因风湿性或类风湿性关节炎、膝关节韧带损伤、膝关节半月板损伤、膝关节骨质增生、髌骨软化、膝关节脂肪垫劳损、膝关节创伤性滑膜炎、膝关节周围纤维组织炎、膝关节扭伤等多种疾病产生的共有症状。

张秀勤精准刮痧

分型	症状特点	刮痧手法	按证候、选穴位、配技法
虚寒 虚寒膝痛	关节疼痛,晨僵,功能障碍,活动则疼痛加重,天气变化或阴雨风寒时加重,痛连肌肉	补法刮拭	加温和灸膝眼穴、阳陵泉穴
实热 湿热膝痛	关节红肿疼痛,屈伸不利	按压力大、速度慢的手法刮拭	加拔罐血海穴、梁丘穴
实 瘀血膝痛	关节疼痛活动受限,昼轻夜重,严重者关节变形,四肢畸形,甚至功能丧失	按压力大、速度慢的手法刮拭	加按揉膝眼穴、血海穴、梁丘穴、阳陵泉穴

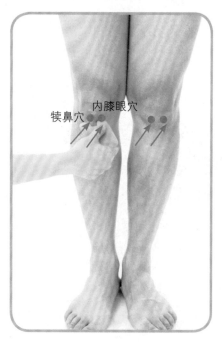

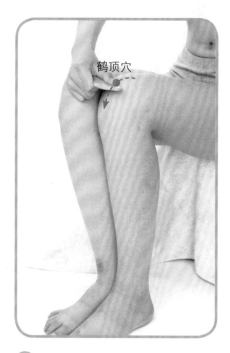

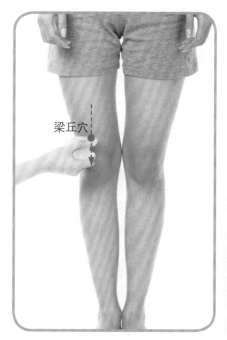

❶ 内膝眼穴、犊鼻穴
用点按法分别点按双侧内膝眼穴、犊鼻穴各30~60下。

❷ 鹤顶穴
用面刮法从鹤顶穴向膝下方滑动刮拭30~60下。

❸ 梁丘穴
用面刮法从上向下刮拭梁丘穴30~60下。

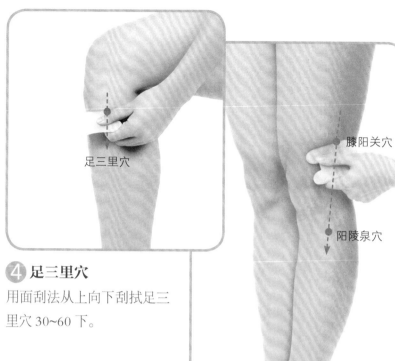

④ 足三里穴

用面刮法从上向下刮拭足三里穴30~60下。

⑤ 膝阳关穴、阳陵泉穴

用面刮法从上向下刮拭膝阳关穴至阳陵泉穴30~60下。

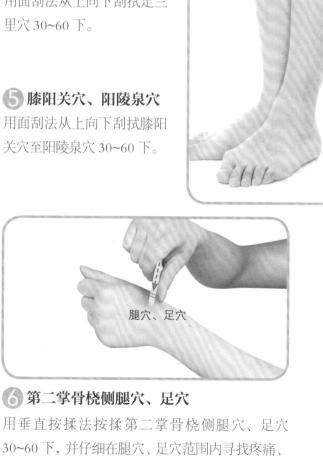

⑥ 第二掌骨桡侧腿穴、足穴

用垂直按揉法按揉第二掌骨桡侧腿穴、足穴30~60下，并仔细在腿穴、足穴范围内寻找疼痛、敏感点，重点按揉。

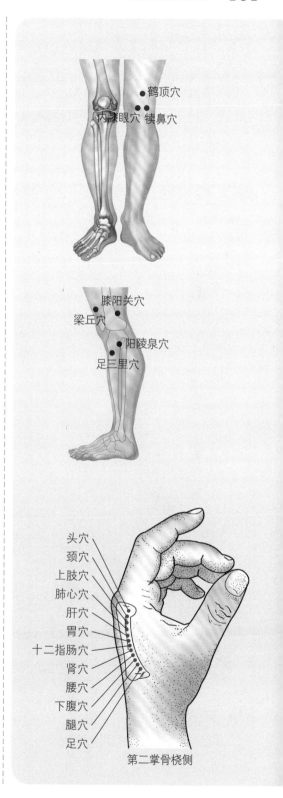

足跟痛

脚支撑着我们全身的重力，而足跟就是重要的受力点，若长期负重得不到很好的保养，足跟部的软组织就可能出现损伤，比如发生滑囊炎、跟腱炎，或者跟骨骨刺、扭伤等，这些都会引发足跟部疼痛。

张秀勤精准刮痧

分型	症状特点	刮痧手法	按证候、选穴位、配技法
虚 **肝肾两虚**	足跟疼痛，起病缓慢，行走加重，或伴有头晕、耳鸣、腰膝酸软	补法刮拭	加摩擦肾俞穴、志室穴
虚实兼有 **劳伤血瘀**	运动损伤致足跟疼痛，行动不便，活动后疼痛加重	平补平泻法刮拭	加按揉昆仑穴、太溪穴
虚实兼有 **寒凝血瘀**	不通而痛，疼痛拒按，喜热怕凉	平补平泻法刮拭	加按揉委中穴、承筋穴

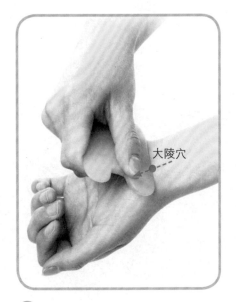

❶ 大陵穴

用面刮法从上向下刮拭患侧大陵穴30~60下。

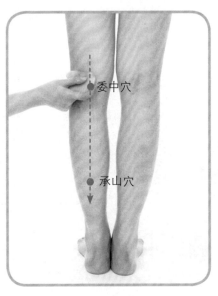

❷ 委中穴、承山穴

用面刮法从上向下刮拭患侧下肢委中穴至承山穴30~60下。

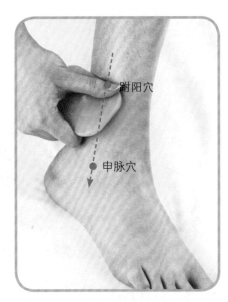

❸ 跗阳穴、申脉穴

用面刮法从上向下刮拭患侧跗阳穴至申脉穴30~60下。

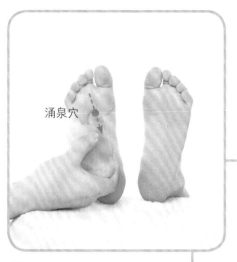

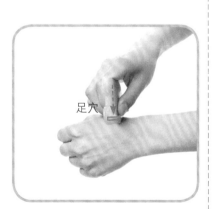

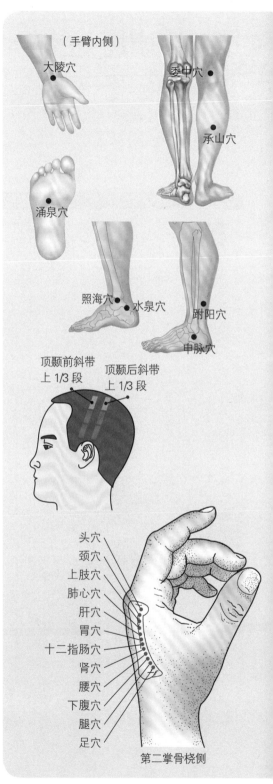

④ 涌泉穴

用单角刮法刮拭患侧足底涌泉穴 30~60 下。

⑤ 水泉穴、照海穴

用平面按揉法分别按揉患侧足部水泉穴、照海穴各 30~60 下。

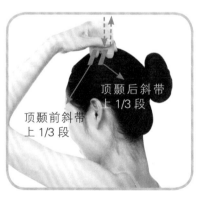

⑥ 头部全息穴区

用厉刮法依次刮拭头部顶颞前斜带上 1/3 段、顶颞后斜带上 1/3 段各 30~60 下。

⑦ 第二掌骨桡侧足穴

用垂直按揉法按揉第二掌骨桡侧足穴 30~60 下。

腓肠肌痉挛

腓肠肌痉挛俗名为"小腿肚转筋"，常在受寒、姿势突然改变或大量出汗后发生。痉挛时，局部会剧烈疼痛，不能活动。

<table>
<tr><td colspan="4" align="center">张秀勤精准刮痧</td></tr>
<tr><td>分型</td><td>症状特点</td><td>刮痧手法</td><td>按证候、选穴位、配技法</td></tr>
<tr><td>虚
肾阳虚</td><td>肢体寒凉，遇冷或过度劳累后肌肉痉挛，少气乏力，腰膝酸软</td><td>补法刮拭</td><td>加温和灸承筋穴、涌泉穴</td></tr>
<tr><td>虚实兼有
气虚血瘀</td><td>劳累或行走时易发生肌肉痉挛，眩晕，耳鸣，心悸，胸闷，四肢麻凉，舌质紫暗</td><td>平补平泻法刮拭，痧出后即改为补法刮拭</td><td>加拔罐委中穴，且按揉承山穴、筑宾穴</td></tr>
</table>

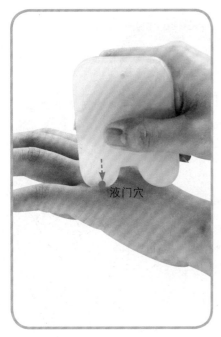

❶ 液门穴

用垂直按揉法按揉手背液门穴30~60下。

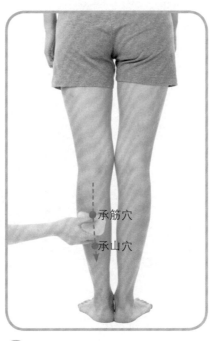

❷ 承筋穴、承山穴

用面刮法从上向下刮拭承筋穴至承山穴30~60下。

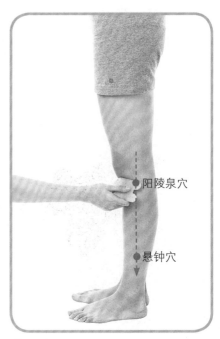

❸ 阳陵泉穴、悬钟穴

用面刮法从上向下刮拭阳陵泉穴至悬钟穴30~60下。

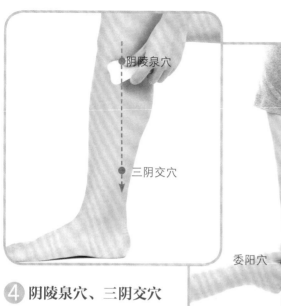

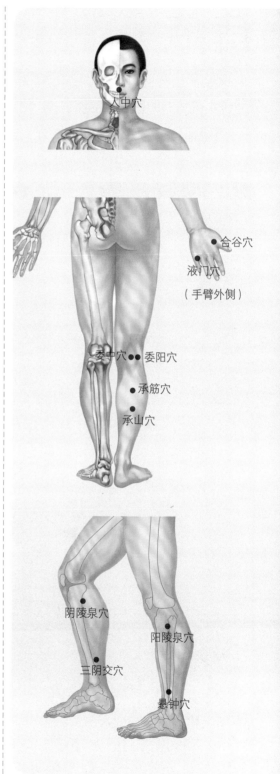

④ 阴陵泉穴、三阴交穴

用面刮法从上向下刮拭阴陵泉穴至三阴交穴30~60下。

⑤ 委中穴、委阳穴

用面刮法分别从上向下刮拭委中穴、委阳穴各30~60下。

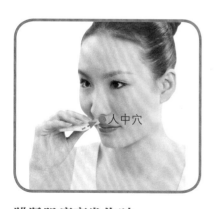

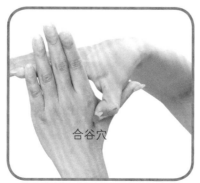

腓肠肌痉挛发作时

用点按法点按人中穴30~60下，可缓解腓肠肌痉挛。

腓肠肌痉挛发作时

用手指指尖掐压合谷穴30~60下，可缓解腓肠肌痉挛。

痔疮

痔疮是直肠下端黏膜和肛管皮下静脉丛因回流受阻而扩大曲张形成的静脉团，痔疮分为内痔、外痔、混合痔。外痔有明显症状，如肛门部有少量炎性分泌物，肛门肿胀疼痛等；内痔特点是大便时出血，色鲜红，不与粪便相混。

张秀勤精准刮痧

分型	症状特点	刮痧手法	按证候、选穴位、配技法
实热 **湿热下注**	便血色鲜，量较多，肛内肿物外脱，可自行回缩，肛门灼热	按压力大、速度慢的手法刮拭	加拔罐次髎穴、血海穴，且按揉二白穴
虚 **脾虚气陷**	肛门有下坠感，痔核脱出需手法复位，便血色鲜或淡，面色少华，神疲乏力，气短懒言，纳少便溏	补法刮拭	加温和灸百会穴、公孙穴，且按揉足三里穴
实 **气滞血瘀**	肛内肿物脱出，甚或嵌顿，肛管紧缩，坠胀疼痛，甚则肛缘有血栓形成水肿，触痛明显	按压力大、速度慢的手法刮拭	加拔罐承山穴

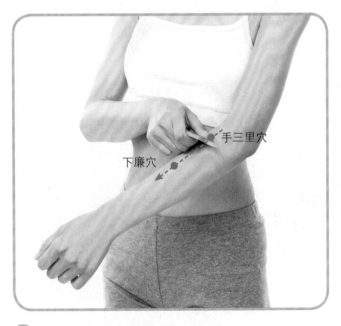

① 手三里穴、下廉穴

用面刮法刮拭上肢手三里穴至下廉穴 30~60 下。

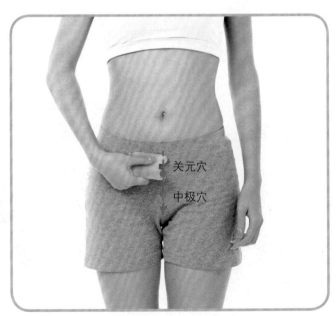

② 关元穴、中极穴

用面刮法从上向下刮拭关元穴至中极穴 30~60 下。（本图仅为示意，刮时不隔衣）

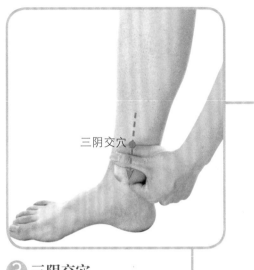

③ 三阴交穴

用面刮法从上向下刮拭三阴交穴 30~60 下。

④ 血海穴

用面刮法从上向下刮拭血海穴 30~60 下。

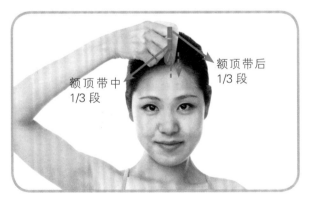

⑤ 头部全息穴区

用厉刮法刮拭额顶带中 1/3 段、额顶带后 1/3 段各 30~60 下。

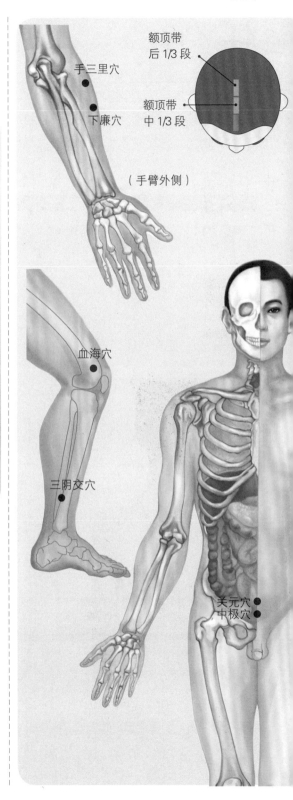

扭伤

扭伤是指近关节部的软组织如肌肉、肌腱、韧带、血管仅有扭伤，而无骨折、脱位、皮肉破损的损伤，主要表现为扭伤部位肿胀疼痛和关节活动障碍。用刮痧治疗扭伤时要分清肩、肘、腕、腰、膝、踝不同部位的刮法，要确诊没有骨折才可刮拭。扭伤部位有瘀血、肿胀及韧带损伤急性期疼痛较重者，局部禁刮。

张秀勤精准刮痧

分型	症状特点	刮痧手法	按证候、选穴位、配技法
虚寒 虚寒	扭伤部位晨僵，活动则疼痛加重，天气变化或阴雨风寒时加重，痛连肌肉	补法刮拭	加温和灸风府穴
实热 湿热	扭伤部位红肿疼痛，屈伸不利	按压力大、速度慢的手法刮拭	加拔罐足三里穴、腰俞穴
实 瘀血	活动受限，疼痛昼轻夜重	按压力大、速度慢的手法刮拭	加按摩足三里穴

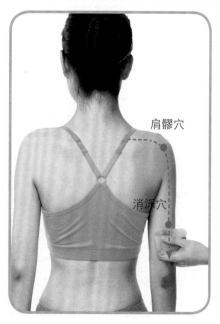

1 肩髎穴、消泺穴

用面刮法刮拭上肢患侧肩髎穴至消泺穴 30~60 下。

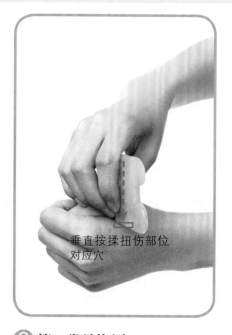

2 第二掌骨桡侧

用垂直按揉法按揉手部第二掌骨桡侧扭伤部位对应穴（见第109页图）。

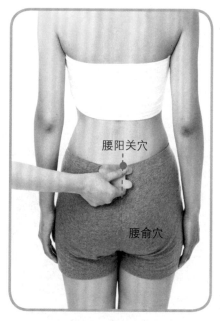

3 腰阳关穴、腰俞穴

用面刮法刮拭腰阳关穴至腰俞穴 30~60 下。

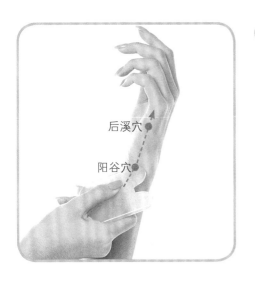

④ 阳谷穴、后溪穴

用角刮法从上向下刮拭上肢患侧阳谷穴至后溪穴30~60下。

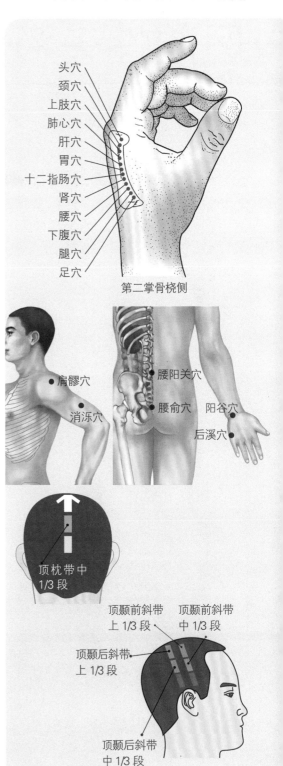

头穴
颈穴
上肢穴
肺心穴
肝穴
胃穴
十二指肠穴
肾穴
腰穴
下腹穴
腿穴
足穴

第二掌骨桡侧

肩髃穴
消泺穴
腰阳关穴
腰俞穴
阳谷穴
后溪穴

顶枕带中1/3段

顶颞前斜带上1/3段　顶颞前斜带中1/3段
顶颞后斜带上1/3段
顶颞后斜带中1/3段

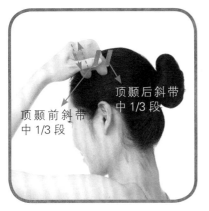

肩、肘、腕部扭伤者

用厉刮法依次刮拭健侧顶颞前斜带中1/3段、健侧顶颞后斜带中1/3段各30~60下。

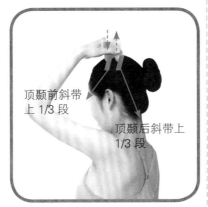

膝、踝部扭伤者

用厉刮法刮拭健侧顶颞前斜带上1/3段、健侧顶颞后斜带上1/3段各30~60下。

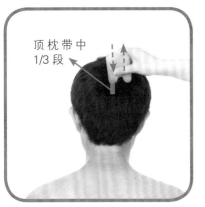

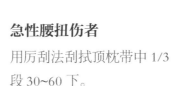

急性腰扭伤者

用厉刮法刮拭顶枕带中1/3段30~60下。

风湿性关节炎

风湿性关节炎的表现有轻度或中度发热，游走性关节炎，受累关节多为膝、踝、肩、肘、腕等大关节，常见由一个关节转移至另一个关节，病变局部呈现红肿、灼热、剧痛。

张秀勤精准刮痧

分型	症状特点	刮痧手法	按证候、选穴位、配技法
虚寒 **虚寒**	关节疼痛，晨僵，功能障碍，活动则疼痛加重，天气变化或阴雨风寒时加重，痛连肌肉	补法刮拭	加温和灸足三里穴、关节处
实热 **湿热**	关节红肿疼痛，屈伸不利	按压力大、速度慢的手法刮拭	加拔罐足三里穴、关节处
实 **瘀血**	关节疼痛活动受限，昼轻夜重，严重者关节变形，四肢畸形，功能丧失	按压力大、速度慢的手法刮拭	加按摩肾俞穴、腰俞穴、关节处

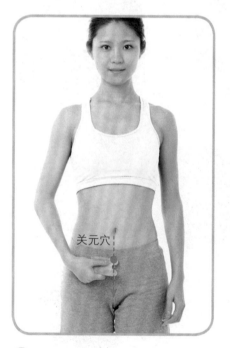

① 关元穴
用面刮法从上向下缓慢刮拭关元穴 30~60 下。（本图仅为示意，刮时不隔衣）

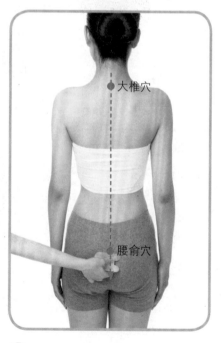

② 大椎穴、腰俞穴
用面刮法从上向下刮拭大椎穴至腰俞穴 30~60 下。（本图仅为示意，刮时不隔衣）

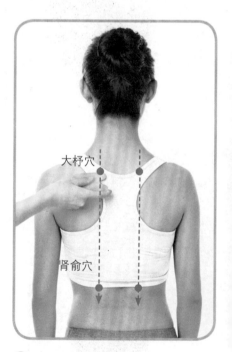

③ 大杼穴、肾俞穴
用面刮法从上向下刮拭双侧大杼穴至肾俞穴各 30~60 下。（本图仅为示意，刮时不隔衣）

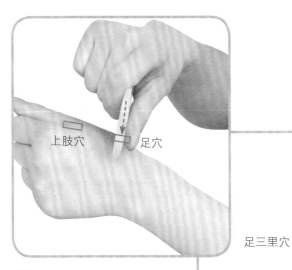

上肢穴　足穴

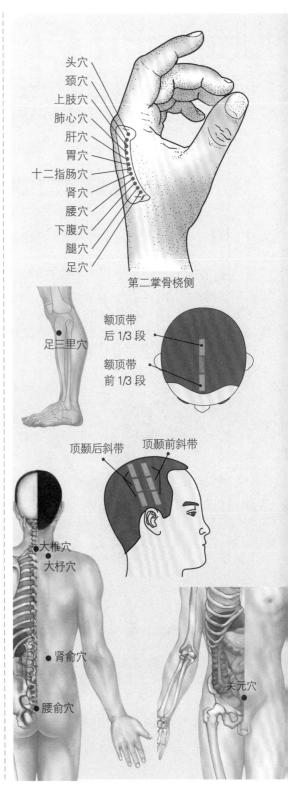

头穴
颈穴
上肢穴
肺心穴
肝穴
胃穴
十二指肠穴
肾穴
腰穴
下腹穴
腿穴
足穴

第二掌骨桡侧

足三里穴

额顶带
后 1/3 段

额顶带
前 1/3 段

顶颞后斜带　顶颞前斜带

大椎穴
大杼穴

肾俞穴

腰俞穴

关元穴

足三里穴

4️⃣ 第二掌骨桡侧上肢穴、足穴

用垂直按揉法按揉手部第二掌骨桡侧上肢穴、足穴各30~60 下。

5️⃣ 足三里穴

用面刮法从上向下刮拭下肢足三里穴和发病关节局部各30~60 下。

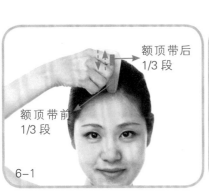

额顶带后 1/3 段

额顶带前 1/3 段

6-1

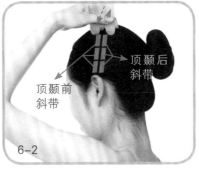

顶颞后斜带

顶颞前斜带

6-2

6️⃣ 头部全息穴区

先用厉刮法刮拭头部额顶带前 1/3 段、额顶带后 1/3 段各 30~60 下，再用厉刮法刮拭顶颞前斜带和顶颞后斜带各 30~60 下。

腰椎间盘突出

外科 常见病

　　腰椎间盘突出指腰椎间盘的变性、破坏，髓核从损伤的纤维环处膨出、脱出，其突出的部分和变性的纤维环引起脊髓、马尾、腰神经根的压迫刺激症状。

张秀勤精准刮痧

分型	症状特点	刮痧手法	按证候、选穴位、配技法
实 瘀血	多因运动转腰不慎，或劳损日久，腰痛有固定之处，或连及大腿疼痛、麻木	按压力大、速度慢的手法刮拭，痧出后即改为补法刮拭	加拔罐阿是穴
虚实兼有 寒湿	腰部冷痛重着，逐渐加重，静卧病痛不减，寒冷或阴雨天则加重，脘腹痞满，大便溏稀	平补平泻法刮拭	加温和灸腰阳关穴、命门穴、肾俞穴
虚 肾虚	腰部隐隐作痛，酸软无力，缠绵不愈，局部发凉，喜温喜按，遇劳更甚，卧则减轻	补法刮拭	加双手掌摩擦肾俞穴、志室穴

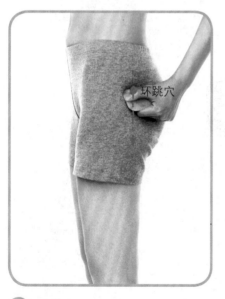

❶ 环跳穴

用面刮法从上向下刮拭环跳穴30~60下。（本图仅为示意，刮时不隔衣）

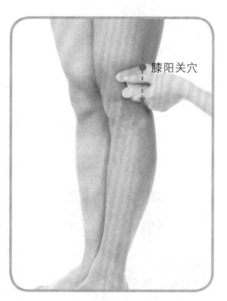

❷ 膝阳关穴

用面刮法从上向下刮拭膝阳关穴30~60下。

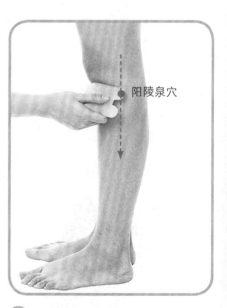

❸ 阳陵泉穴

用面刮法从上向下刮拭阳陵泉穴30~60下。

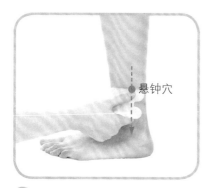

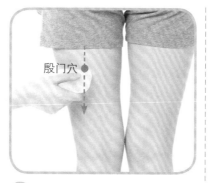

④ **悬钟穴**

用面刮法从上向下刮拭悬钟穴 30~60 下。

⑤ **殷门穴**

用面刮法从上向下刮拭殷门穴 30~60 下。

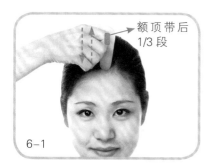

6-1

6-2

⑥ **头部全息穴区**

用厉刮法刮拭头部额顶带后 1/3 段 30~60 下，再用厉刮法刮拭顶颞后斜带上 1/3 段 30~60 下。

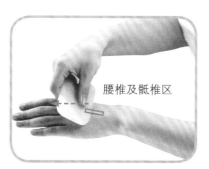

⑦ **第三掌骨腰椎及骶椎区**

用推刮法从上向下刮拭手部第三掌骨腰椎及骶椎区 30~60 下。

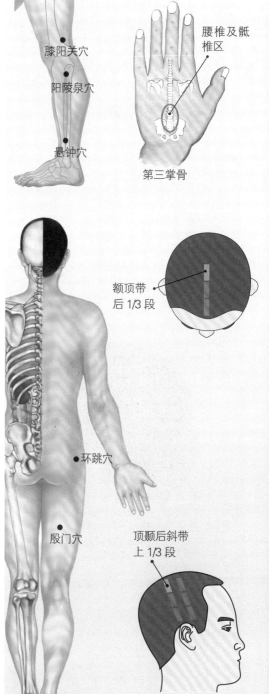

牙痛

牙痛是口腔疾患中较常见的症状，是牙齿及周围组织的疾病。遇冷、热、酸、甜等刺激，疼痛加重。

张秀勤精准刮痧

分型	症状特点	刮痧手法	按证候、选穴位、配技法
虚热 **虚火牙痛**	牙痛隐隐，时作时止，呈慢性轻微疼痛，常在夜晚加重，齿龈微肿微红，齿根松动，无口臭，可兼头晕、耳鸣、腰酸等	平补平泻法刮拭，痧出后即改为补法刮拭	加按揉太溪穴，且双手掌摩擦命门穴、肾俞穴
实热 **实火牙痛**	牙痛甚剧，牙龈红肿，兼有口臭、便秘，或出血出脓、连及腮颊等	按压力大、速度慢的手法刮拭	加拔罐风池穴，且按揉二间穴、合谷穴、内庭穴

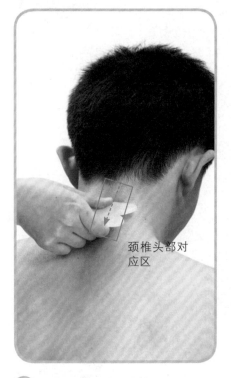

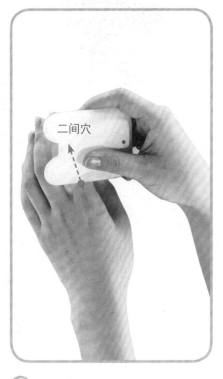

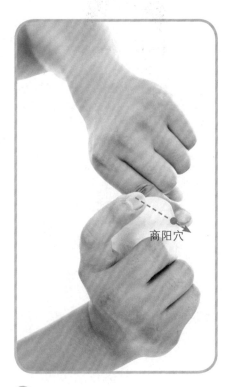

1 颈椎头部对应区

用面刮法和双角刮法从上向下刮拭颈椎头部对应区 30~60 下。

2 二间穴

用推刮法从上向下刮拭二间穴 30~60 下。

3 商阳穴

用面刮法从上向下刮拭商阳穴 30~60 下。

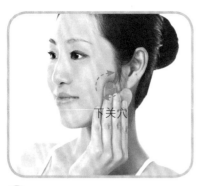

④ 下关穴

用平面按揉法按揉下关穴
30~60 下。

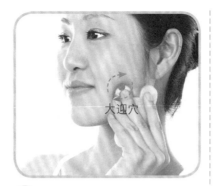

⑤ 大迎穴

用平面按揉法按揉大迎穴
30~60 下。

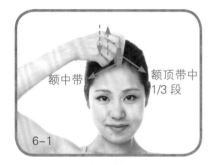

6-1   6-2

⑥ 头部全息穴区

用厉刮法刮拭头部额中带、额顶带中 1/3 段各 30~60 下，再用厉刮
法刮拭患侧顶颞前斜带下 1/3 段、顶颞后斜带下 1/3 段各 30~60 下。

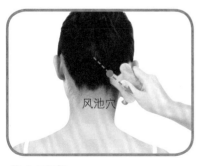

虚火牙痛

用角刮法从上向下刮拭后头部风
池穴 30~60 下。

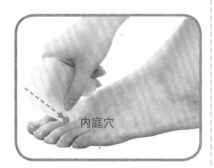

实火牙痛

用垂直按揉法按揉足背部内庭穴
30~60 下。

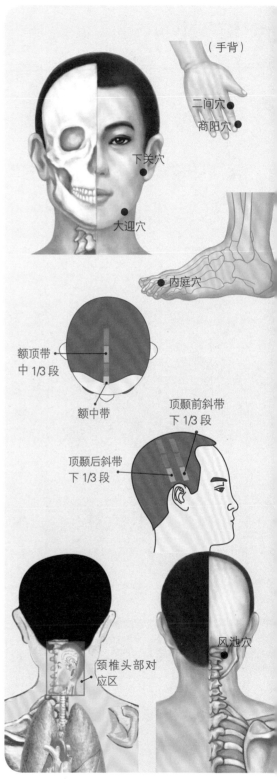

耳鸣

耳鸣表现为经常性或间歇性的内觉耳内鸣响，声调多种，或若蝉鸣，或若雷鸣。

张秀勤精准刮痧

分型	症状特点	刮痧手法	按证候、选穴位、配技法
虚 肝肾亏虚	高音调耳鸣，头晕乏力，长期下去可能会导致耳聋	补法刮拭	加按摩肾俞穴、听会穴
实 气滞血瘀	低音调耳鸣，胸闷	按压力大、速度慢的手法刮拭	加拔罐风池穴、气海穴
实热 肝阳上亢	健忘耳鸣，头晕，易怒	按压力大、速度慢的手法刮拭	加拔罐肝俞穴

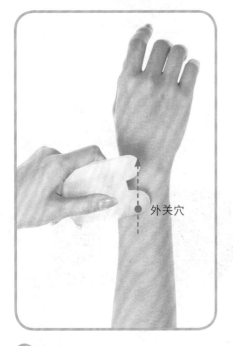

① 外关穴

用面刮法从上向下刮拭上肢外关穴30~60下。

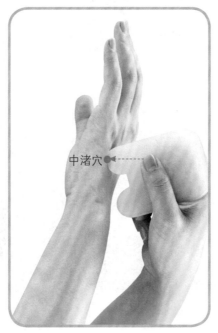

② 中渚穴

用垂直按揉法按揉中渚穴30~60下。

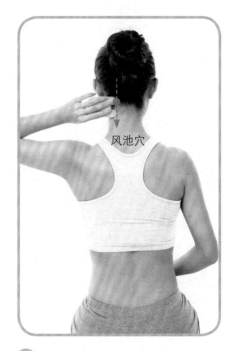

③ 风池穴

用面刮法从上向下刮拭患侧风池穴30~60下。

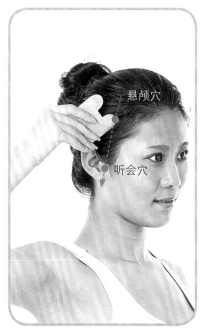

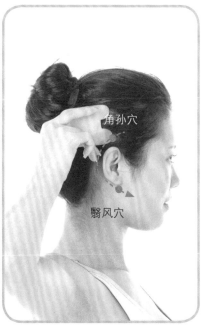

④ **悬颅穴、听会穴**

用单角刮法刮拭悬颅穴至听会穴 30~60 下。

⑤ **角孙穴、翳风穴**

用单角刮法刮拭角孙穴至翳风穴 30~60 下。

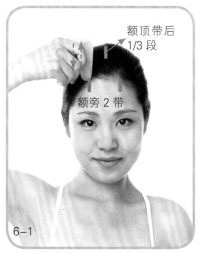

6-1

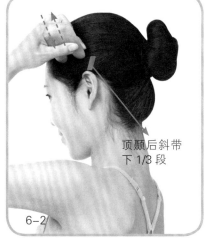

6-2

⑥ **头部全息穴区**

先用厉刮法刮拭头部额旁 2 带、头部额顶带后 1/3 段各 30~60 下，再用厉刮法刮拭顶颞后斜带下 1/3 段 30~60 下。

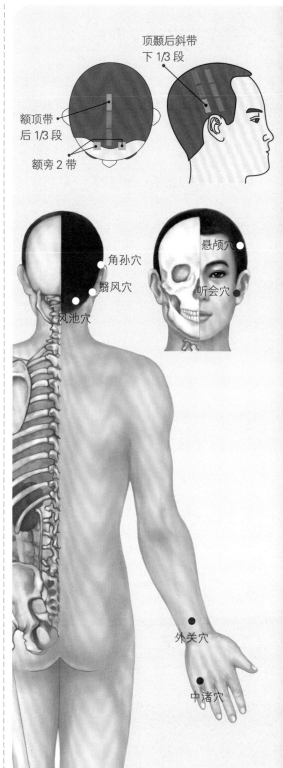

鼻窦炎

鼻窦炎是常见的鼻窦黏膜化脓性炎症，以鼻流腥臭脓涕、鼻塞、嗅觉减退为主症，常伴头痛。鼻窦炎常继发于上呼吸道感染或急性鼻炎。

张秀勤精准刮痧

分型	症状特点	刮痧手法	按证候、选穴位、配技法
虚 脾肺气虚	交替性鼻塞，时轻时重，流清涕，遇寒加重；面色苍白或萎黄，纳呆，腹胀，便溏，肢困	补法刮拭，不追求出痧	加温和灸迎香穴，且按揉迎香穴、印堂穴、合谷穴
实热 湿热痰凝	持续鼻塞无歇，涕多或黄稠而黏，嗅觉迟钝，咳嗽多痰，头痛头昏	按压力大、速度慢的手法刮拭	加拔罐肺俞穴、胆俞穴、脾俞穴，且按揉合谷穴

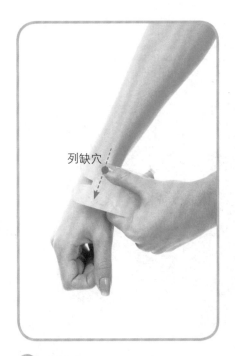

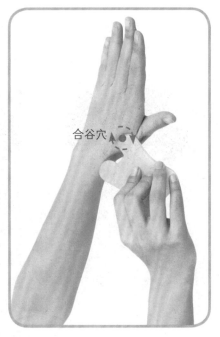

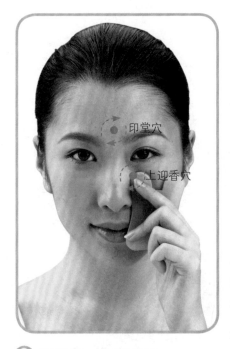

① 列缺穴
用面刮法从上向下刮拭上肢列缺穴30~60下。

② 合谷穴
用平面按揉法按揉手背合谷穴30~60下。

③ 印堂穴、上迎香穴
用平面按揉法分别按揉面部印堂穴、上迎香穴各30~60下。

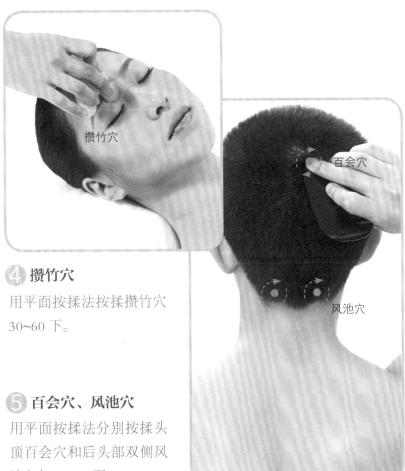

4 攒竹穴

用平面按揉法按揉攒竹穴
30~60 下。

5 百会穴、风池穴

用平面按揉法分别按揉头
顶百会穴和后头部双侧风
池穴各 30~60 下。

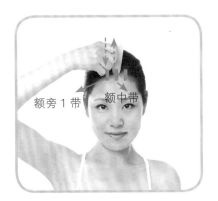

6 头部全息穴区

用厉刮法刮拭头部额中带、双侧
额旁 1 带各 30~60 下。

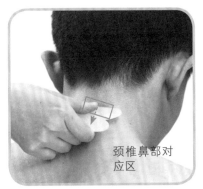

7 颈椎鼻部对应区

分别用面刮法和双角刮法刮拭
颈椎鼻部对应区 30~60 下。

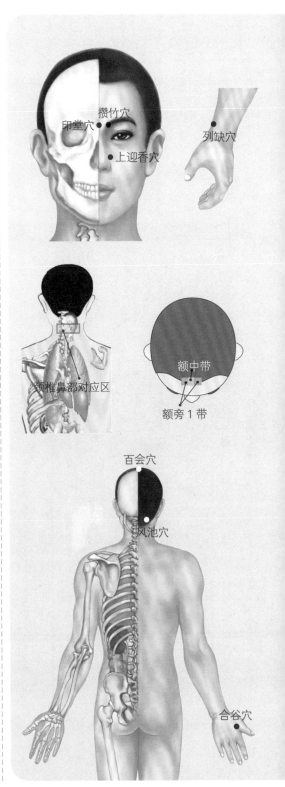

过敏性鼻炎

　　过敏性鼻炎以鼻痒、喷嚏、流清水涕为主要症状，常在清晨起床、疲劳或接触过敏原时发作，如继发感染，分泌物可呈现黏脓性，伴有头昏、头痛、慢性咳嗽、精神不振等。发作时，可以立即按揉鼻翼两旁的迎香穴，再配合刮痧治疗方法，有助于缓解不适；平时应加强身体锻炼，以提高机体抵抗力，改善心、肺功能，促进鼻黏膜的血液循环。

张秀勤精准刮痧

分型	症状特点	刮痧手法	按证候、选穴位、配技法
虚 **肺脾气虚**	交替性鼻塞，时轻时重，流清涕，遇寒加重；面色苍白或萎黄，纳呆，腹胀，便溏，肢困	补法刮拭，不追求出痧	加温和灸迎香穴，且按揉迎香穴、印堂穴、合谷穴
实热 **湿热痰凝**	持续鼻塞无歇，涕多或黄稠而黏，嗅觉迟钝，咳嗽多痰，头痛头昏	按压力大、速度慢的手法刮拭	加拔罐肺俞穴、胆俞穴、脾俞穴，且按揉合谷穴

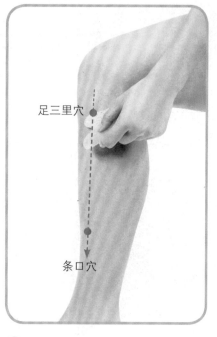

足三里穴

条口穴

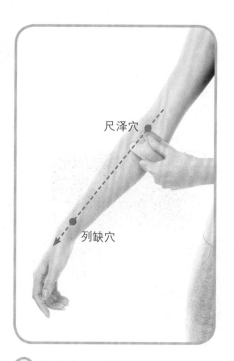

尺泽穴

列缺穴

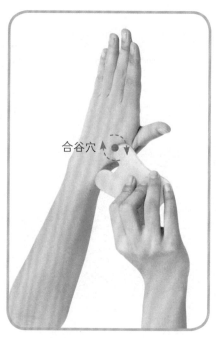

合谷穴

① 足三里穴

用面刮法从上向下刮拭下肢足三里穴至条口穴 30~60 下。

② 尺泽穴、列缺穴

用面刮法从上向下刮拭上肢尺泽穴至列缺穴 30~60 下。

③ 合谷穴

用平面按揉法按揉手背合谷穴 30~60 下。

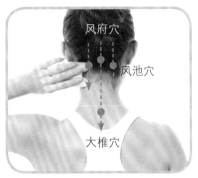

④ 风池穴、风府穴、大椎穴

用单角刮法刮拭双侧风池穴
30~60 下，用面刮法刮拭风府穴
至大椎穴 30~60 下。

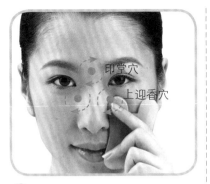

⑤ 印堂穴、上迎香穴

用平面按揉法分别按揉印堂穴、
双侧上迎香穴各 30~60 下。

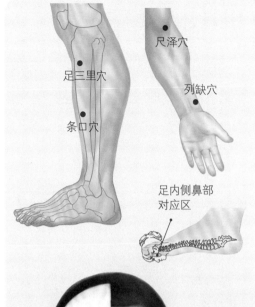

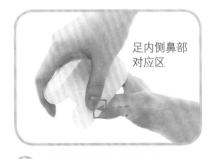

⑥ 迎香穴

用平面按揉法分别按揉两侧迎香
穴、口禾髎穴各 30~60 下。

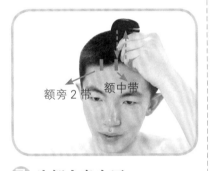

⑦ 头部全息穴区

用厉刮法刮拭头部额中带、双侧
额旁 2 带各 30~60 下。

⑧ 足内侧鼻部对应区

用面刮法刮拭足内侧足大趾鼻部
对应区 30~60 下。

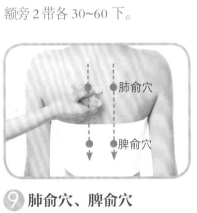

⑨ 肺俞穴、脾俞穴

用面刮法从上向下刮拭膀胱经双
侧肺俞穴至脾俞穴各 30~60 下。

咽喉肿痛

咽喉肿痛是指咽喉部红肿疼痛的症状，多起病急，一般会持续 4~6 天，多次发作后易转为慢性。慢性咽喉肿痛可能成为风湿热和肾炎等病的诱因，不可轻视。

张秀勤精准刮痧

分型		症状特点	刮痧手法	按证候、选穴位、配技法
虚热	肺肾阴虚	咽喉轻微红肿，疼痛较轻，伴口干舌燥、手足心热，或伴有虚烦失眠、耳鸣	补法刮拭，见痧即止	加按揉太溪穴、照海穴、鱼际穴
实热	肺胃实热	咽喉红肿疼痛，吞咽困难，声音嘶哑，痰多黏稠，伴发热、头痛、口干渴、便秘、尿黄	按压力大、速度慢的手法刮拭	加拔罐大椎穴、肺俞穴、天突穴，且按揉少商穴、合谷穴、内庭穴

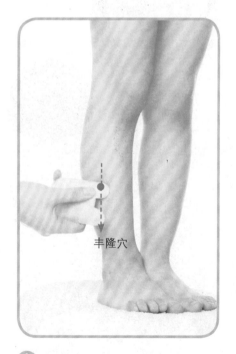

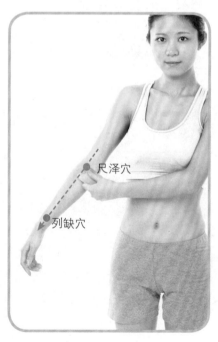

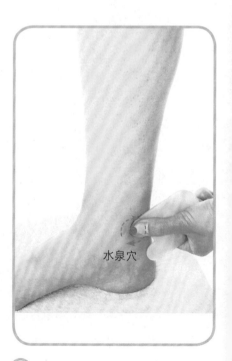

❶ 丰隆穴

用面刮法从上向下刮拭下肢丰隆穴 30~60 下。

❷ 尺泽穴、列缺穴

用面刮法从上向下刮拭上肢尺泽穴至列缺穴 30~60 下。

❸ 水泉穴

用平面按揉法按揉水泉穴 30~60 下。

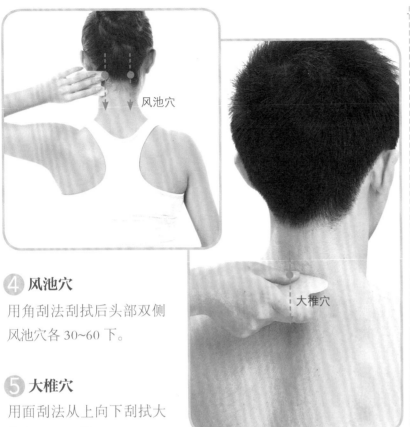

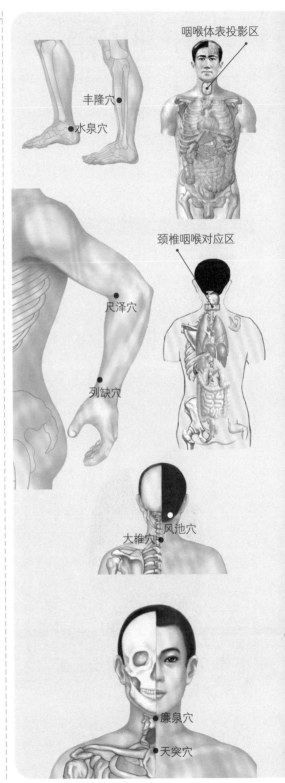

4 风池穴

用角刮法刮拭后头部双侧
风池穴各 30~60 下。

5 大椎穴

用面刮法从上向下刮拭大
椎穴 30~60 下。

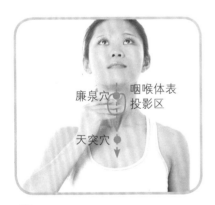

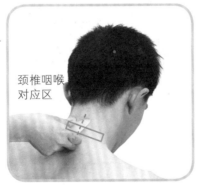

6 咽喉体表投影区、天突穴、廉泉穴

先用面刮法刮拭咽喉体表投影区
30~60 下，再缓慢向下刮拭廉泉
穴至天突穴 30~60 下。

7 颈椎咽喉对应区

分别用面刮法和双角刮法刮拭
颈椎咽喉对应区 30~60 下。

目赤肿痛

目赤肿痛俗称暴发火眼或红眼，常见眼睛红肿、怕光、流泪、目涩难睁、眼睑肿胀，重者可伴头痛、发热、口苦、咽痛、烦热、便秘等全身症状。中医认为，风热湿邪侵袭目窍，或肝胆火盛循经上扰是导致目赤肿痛的根本原因。平时坚持刮痧，可以有效预防和缓解目赤肿痛。

张秀勤精准刮痧

分型	症状特点	刮痧手法	按证候、选穴位、配技法
实热 **外感风热**	由外感风热引起，起病较急，患眼灼热、流泪、畏光、眼睑肿胀、白睛红赤、痒痛皆作，伴头痛、鼻塞	用按压力大、速度慢的手法刮痧	加拔罐肺俞穴
实热 **肝胆火盛**	起病稍缓，病初眼有异物感，视物模糊不清，畏光、涩痛，伴口苦咽干、便秘、耳鸣	用按压力大、速度慢的手法刮痧	加拔罐肝俞穴、胆俞穴，且按揉太阳穴、合谷穴、侠溪穴

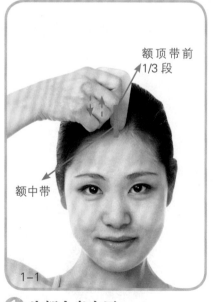

额顶带前 1/3 段

额中带

1-1

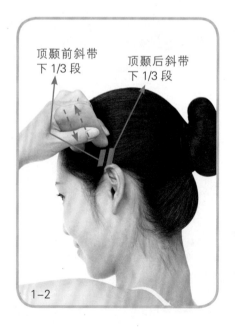

顶颞前斜带下 1/3 段

顶颞后斜带下 1/3 段

1-2

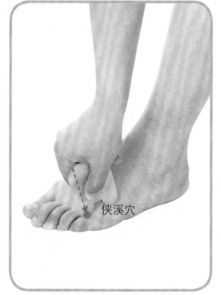

侠溪穴

❶ 头部全息穴区

先用厉刮法分别刮拭头部额中带、额顶带前 1/3 段各 30~60 下，再用厉刮法刮拭头部顶颞前斜带下 1/3 段、顶颞后斜带下 1/3 段各 30~60 下。

❷ 侠溪穴

用垂直按揉法按揉侠溪穴 30~60 下。

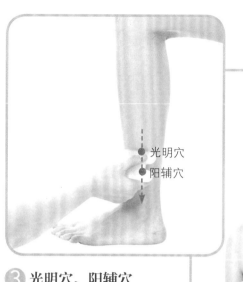

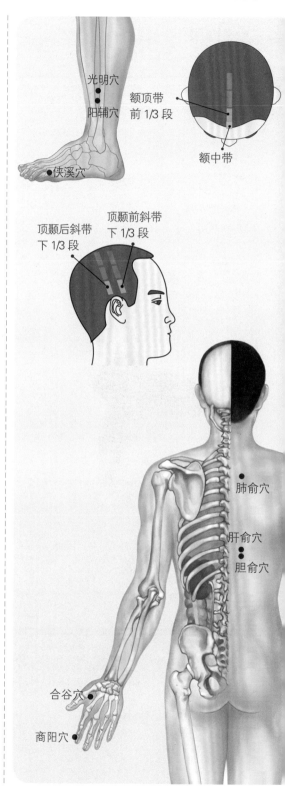

③ 光明穴、阳辅穴

用面刮法从上向下刮拭光明穴至阳辅穴 30~60 下。

④ 肺俞穴、肝俞穴、胆俞穴

用面刮法自上而下刮拭背部双侧肺俞穴、肝俞穴至胆俞穴各 30~60 下。

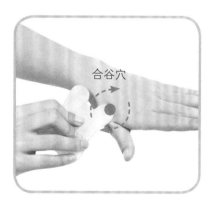

⑤ 合谷穴

用平面按揉法按揉手背合谷穴 30~60 下。

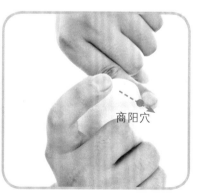

⑥ 商阳穴

用推刮法从上向下刮拭商阳穴 30~60 下。

视力减退

遗传、用眼不当或年龄增大，均可能造成视力减退、视物不清、眼干涩、眼肌疲劳，甚至还伴有眼胀、头痛等症状。

张秀勤精准刮痧

分型	症状特点	刮痧手法	按证候、选穴位、配技法
虚 **肺阴不足**	眼干涩，视物模糊	补法刮拭	加温和灸光明穴，且按揉足三里穴、阴陵泉穴
虚 **肝肾亏损**	眼干涩，有异物感，双目频眨，畏光，视物欠佳	补法刮拭	加按揉瞳子髎穴、睛明穴，且摩擦肝俞穴、肾俞穴

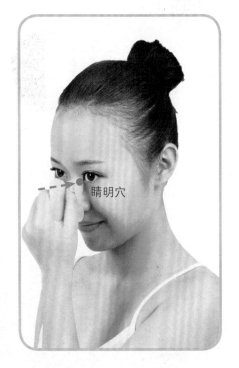

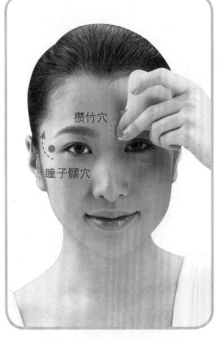

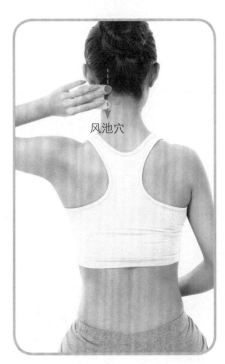

① 睛明穴

用垂直按揉法按揉睛明穴30~60下。

② 攒竹穴、瞳子髎穴

用推刮法刮拭攒竹穴、瞳子髎穴各30~60下。

③ 风池穴

用单角刮法刮拭后头部双侧风池穴各30~60下。

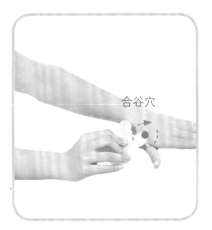

④ 合谷穴

用平面按揉法按揉手背部合谷穴 30~60 下。

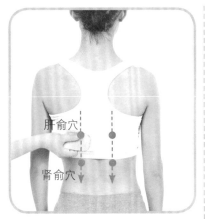

⑤ 肝俞穴、肾俞穴

用面刮法从上向下刮拭双侧肝俞穴至肾俞穴各 30~60 下。（本图仅为示意，刮时不隔衣）

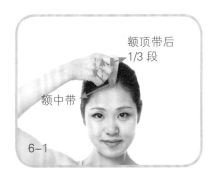

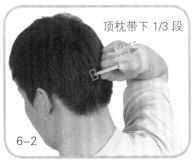

⑥ 头部全息穴区

用厉刮法分别刮拭头部额中带、额顶带后 1/3 段、顶枕带下 1/3 段各 30~60 下。

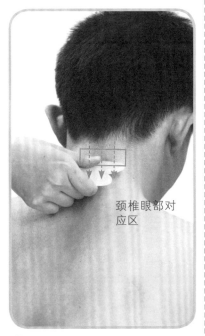

⑦ 颈椎眼部对应区

分别用面刮法和双角刮法从上向下刮拭颈椎眼部对应区 30~60 下。

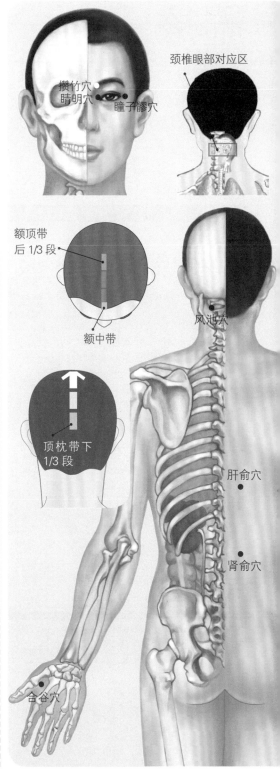

湿疹

　　湿疹是一种常见的皮肤炎症病变。急性湿疹多发于头面、耳部、阴部及四肢关节屈侧皮肤皱褶处，以皮肤出现红斑、丘疹、水疱及渗出、瘙痒、糜烂、结痂、落屑等为特征；若迁延不愈可转变为亚急性或慢性湿疹，此时湿疹渗出液减少，出现肥厚、皲裂，痒感明显，色素沉着，经久不愈。

张秀勤精准刮痧

分型	症状特点	刮痧手法	按证候、选穴位、配技法
实 外感风邪	皮肤突然出现疹块，身热口渴，遇冷易发，遇风寒则发，得热则解	按压力大、速度慢的手法刮拭刮拭	加温和灸肺俞穴、心俞穴
热 血热	湿疹此起彼伏不间断，色红	按压力大、速度慢的手法刮拭	加拔罐大椎穴、肺俞穴、胃俞穴
虚 气血两虚	色白而淡，或与肤色一致，或边缘红晕色淡，头晕失眠，倦怠乏力	补法刮拭	加按摩阴陵泉穴、三阴交穴
实热 胃肠积热	湿疹发作时伴有脘腹疼痛，恶心呕吐，大便秘结或泄泻	按压力、速度慢大的手法刮拭	加拔罐大肠俞穴、胃俞穴

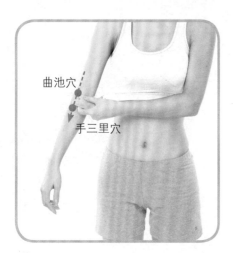

❶ 曲池穴、手三里穴

用面刮法刮拭双侧曲池穴至手三里穴各30~60下。

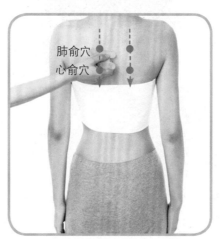

❷ 肺俞穴、心俞穴

用面刮法刮拭背部双侧肺俞穴至心俞穴各30~60下。

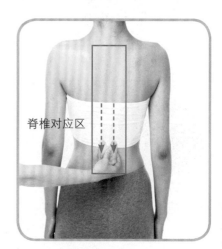

❸ 脊椎对应区

用双角刮法刮拭与湿疹区同水平段的脊椎对应区。（本图仅为示意，刮时不隔衣）

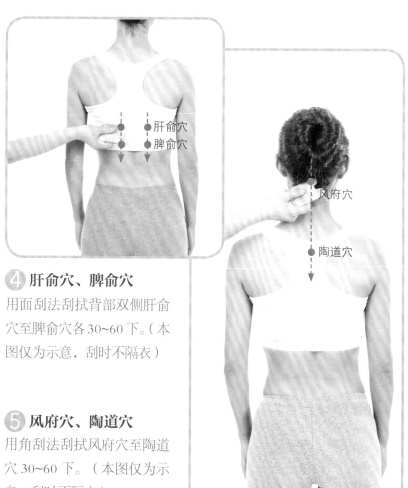

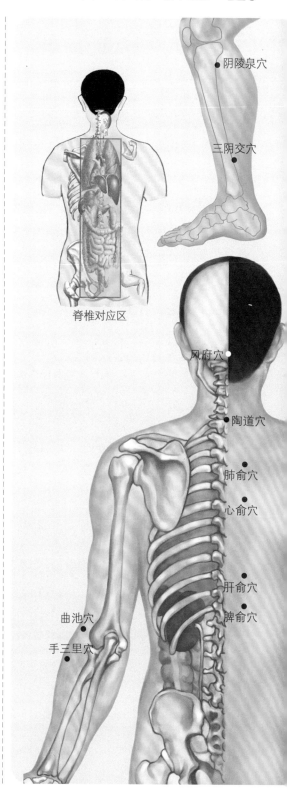

脊椎对应区

④ 肝俞穴、脾俞穴

用面刮法刮拭背部双侧肝俞穴至脾俞穴各 30~60 下。(本图仅为示意，刮时不隔衣)

⑤ 风府穴、陶道穴

用角刮法刮拭风府穴至陶道穴 30~60 下。（ 本图仅为示意，刮时不隔衣 ）

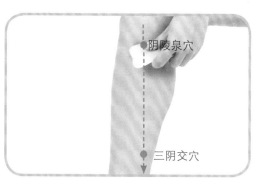

⑥ 阴陵泉穴、三阴交穴

用面刮法从上向下刮拭阴陵泉穴至三阴交穴 30~60 下。

荨麻疹

　　荨麻疹是皮肤上突然出现的红色或苍白色大小不等的风团，这些风团界限清楚，形态不一，可为圆形或不规则形，而且会随搔抓而增多、增大。患者会感到灼热、剧痒，大多持续半小时至数小时自然消退，消退后不留痕迹。除皮肤外，亦可发于胃肠、喉头黏膜，甚则窒息而危及生命。

分型		症状特点	刮痧手法	按证候、选穴位、配技法
实	外感风邪	皮肤突然出现疹块，疏密不一，颜色红或白，瘙痒异常，身热口渴，遇冷易发，遇风寒则发，得热则解	按压力大、速度慢的手法刮拭	加拔罐大椎穴，且按揉三阴交穴
热	血热	荨麻疹色红而艳，风团此起彼伏不间断，皮疹灼热，瘙痒剧烈，得冷则缓	按压力大、速度慢的手法刮拭	加拔罐肝俞穴、膈俞穴
虚	气血两虚	荨麻疹色白而淡，或与肤色一致，或边缘红晕色淡，风团若隐若现，皮肤干燥，伴面色无华，头晕失眠，倦怠乏力	补法刮拭	加按揉足三里穴、三阴交穴
实热	胃肠积热	发生风团时伴有脘腹疼痛，或恶心呕吐，大便秘结或泄泻	按压力大、速度慢的手法刮拭	加拔罐膈俞穴、血海穴

表头：张秀勤精准刮痧

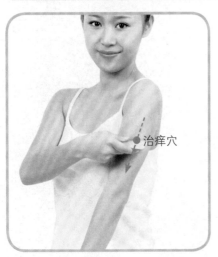

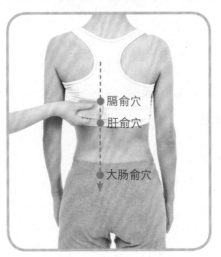

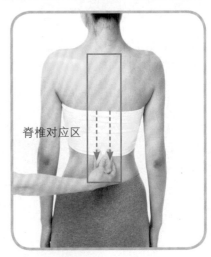

① **治痒穴**

用面刮法从上向下刮拭上肢双侧治痒穴各 30~60 下。

② **膈俞穴、肝俞穴、大肠俞穴**

用面刮法从上向下刮拭背部膈俞穴、肝俞穴至大肠俞穴 30~60 下。（本图仅为示意，刮时不隔衣）

③ **脊椎对应区**

分别用面刮法和双角刮法刮拭与荨麻疹同水平段的脊椎对应区 30~60 下。（本图仅为示意，刮时不隔衣）

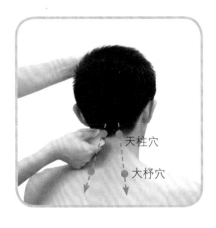

④ 天柱穴、大杼穴

用面刮法从上向下刮拭颈部两侧的天柱穴至大杼穴30~60下。

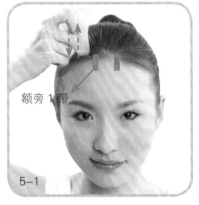

5-1

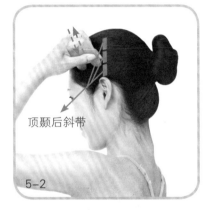

5-2

⑤ 头部全息穴区

用厉刮法刮拭头部双侧额旁1带、双侧顶颞后斜带各30~60下。

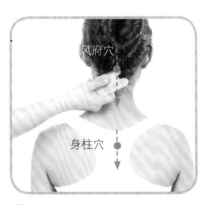

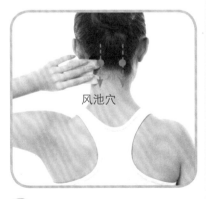

⑥ 风府穴、身柱穴

用角刮法从上向下刮拭风府穴30~60下，再用面刮法从上向下刮拭身柱穴30~60下。

⑦ 风池穴

用单角刮法从上向下刮拭头颈部双侧风池穴各30~60下。

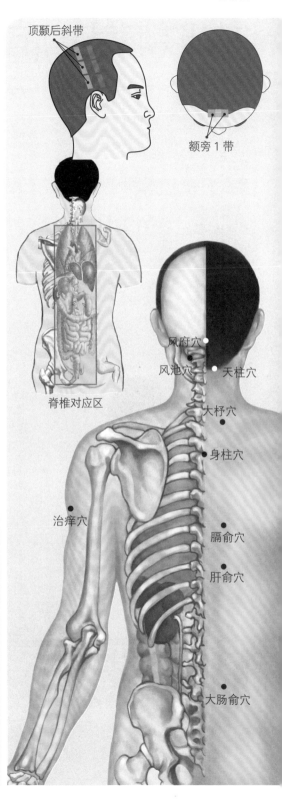

皮肤瘙痒症

皮肤瘙痒症是指无原发性皮肤损害，而以瘙痒为主的皮肤病。皮肤瘙痒部位不定，常为阵发性瘙痒，多以夜间为主。

张秀勤精准刮痧

分型	症状特点	刮痧手法	按证候、选穴位、配技法
虚 血虚风燥	抓挠后皮肤颜色变浅淡	补法刮拭，按压力小的快刮法，不追求出痧	加按揉足三里穴、太渊穴
实热 气滞血热	抓挠后皮肤颜色变深、变红	按压力大、速度慢的手法刮拭	加拔罐大椎穴、血海穴

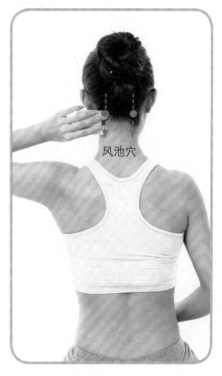

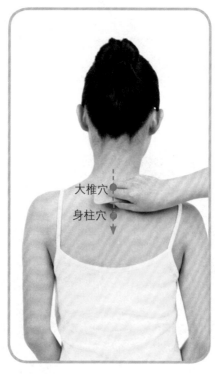

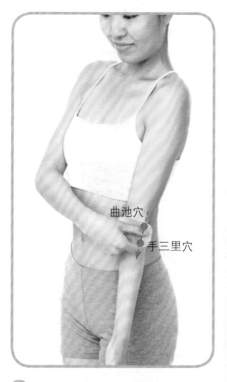

1 风池穴

用单角刮法从上向下刮拭头颈部双侧风池穴各 30~60 下。

2 大椎穴、身柱穴

用面刮法从上向下刮拭大椎穴至身柱穴 30~60 下。

3 曲池穴、手三里穴

用面刮法从上向下刮拭双侧上肢曲池穴至手三里穴各 30~60 下。

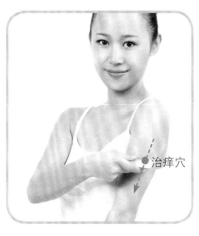

④ 治痒穴

用面刮法从上向下刮拭双侧上肢治痒穴各30~60下。

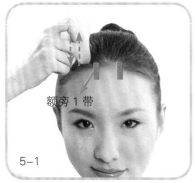

5-1

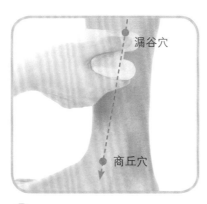

5-2

⑤ 头部全息穴区

用厉刮法刮拭头部双侧额旁1带、双侧顶颞后斜带各30~60下。

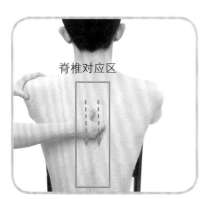

⑥ 脊椎对应区

用双角刮法刮拭与皮肤瘙痒区同水平段的脊椎对应区30~60下。

⑦ 漏谷穴、商丘穴

用面刮法刮拭双侧下肢漏谷穴至商丘穴各30~60下。

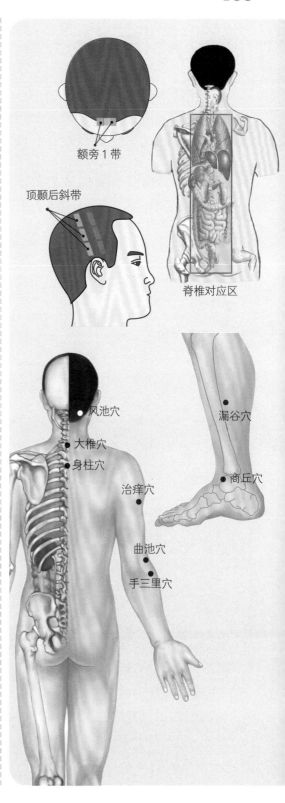

带状疱疹

　　带状疱疹是由带状疱疹病毒引起串珠样疱疹，以神经痛为特征的病毒性皮肤病，多发于腰胁部。发疹时，常有轻度发热、倦怠、食欲不振等症状，患处出现簇集成群的疱疹，有痒感、灼热感及疼痛感。

张秀勤精准刮痧

分型	症状特点	刮痧手法	按证候、选穴位、配技法
虚 气阴两虚	身热口渴，遇冷易发，遇风寒易发，得热则解	补法刮拭，按压力小的快刮法，不追求出痧	加拔罐疱疹处
实 血脉淤滞	色红而艳，身感燥热，易烦闷，易怒	按压力大、速度慢的手法刮拭	加拔罐心俞穴、胆俞穴
实 气滞血瘀	口干口苦，失眠易怒，皮肤红肿	按压力大、速度慢的手法刮拭	加拔罐膈俞穴、肝俞穴
热 肝胆湿热	舌苔黏腻，口臭，疱疹灼热	按压力大、速度慢的手法刮拭	加拔罐肝俞穴、胆俞穴

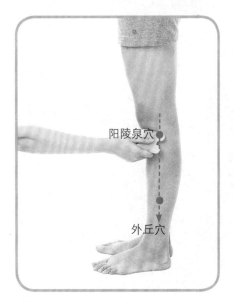

1 阳陵泉穴、外丘穴

用面刮法从上向下刮拭阳陵泉穴至外丘穴 30~60 下。

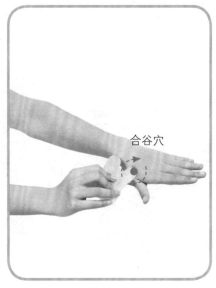

2 合谷穴

用平面按揉法按揉合谷穴 30~60 下。

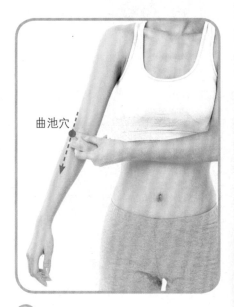

3 曲池穴

用面刮法从上向下刮拭双侧上肢曲池穴各 30~60 下。

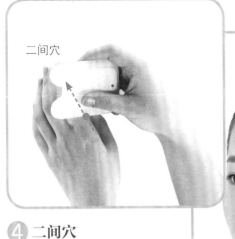

二间穴

❹ 二间穴

用面刮法从上向下刮拭二间穴 30~60 下。

❺ 太阳穴

用平面按揉法按揉太阳穴 30~60 下。

太阳穴

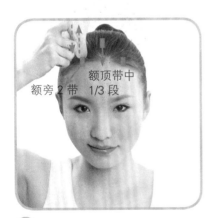

额旁 2 带　额顶带中 1/3 段

❻ 头部全息穴区

用厉刮法刮拭头部双侧额旁 2 带、额顶带中 1/3 段各 30~60 下。

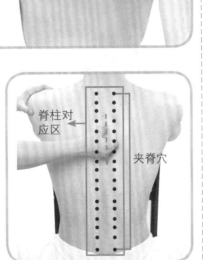

脊柱对应区

夹脊穴

❼ 脊椎对应区（含夹脊穴）

分别用面刮法和双角刮法刮拭与带状疱疹区同水平段的脊椎对应区 30~60 下，并重点刮拭夹脊穴①。

①夹脊穴：一侧 17 个穴位，左右共 34 个穴位，统称夹脊穴。

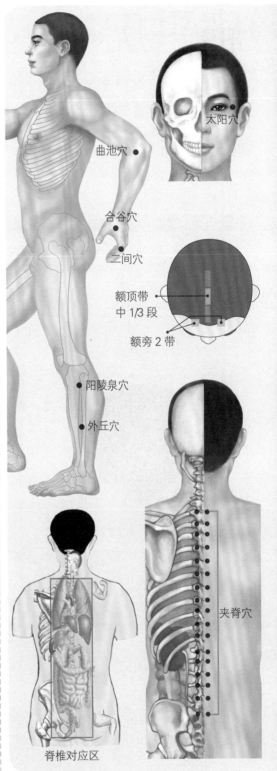

太阳穴

曲池穴

合谷穴

二间穴

额顶带中 1/3 段

额旁 2 带

阳陵泉穴

外丘穴

夹脊穴

脊椎对应区

扁平疣

扁平疣是一种病毒性皮肤病，表现为分散分布、质地柔软、顶部光滑、粟粒至绿豆大、淡褐色或正常肤色的高出皮肤表面的扁平状丘疹。

张秀勤精准刮痧

分型	症状特点	刮痧手法	按证候、选穴位、配技法
实热 **气滞血热**	刮痧后出现紫红色密集痧斑，伴有疼痛、结节、口干、口臭、心烦难忍	按压力大、速度慢的手法刮拭	加拔罐阳陵泉穴

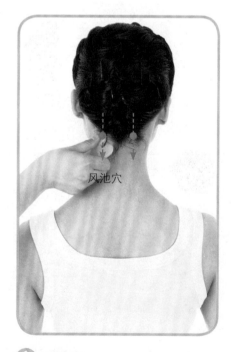

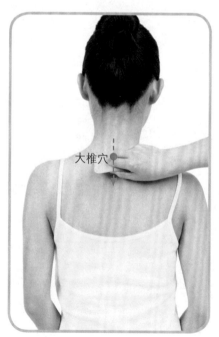

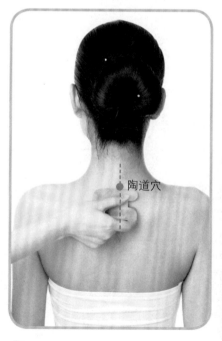

❶ 风池穴

用角刮法从上向下刮拭双侧风池穴各 30~60 下。

❷ 大椎穴

用面刮法从上向下刮拭大椎穴 30~60 下。

❸ 陶道穴

用面刮法从上向下刮拭陶道穴 30~60 下。

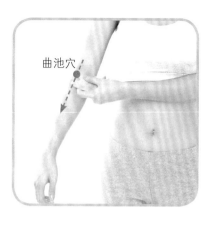

④ 曲池穴

用面刮法从上向下刮拭曲池穴 30~60 下。

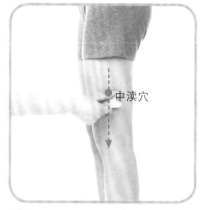

⑤ 中渎穴

用面刮法从上向下刮拭中渎穴 30~60 下。

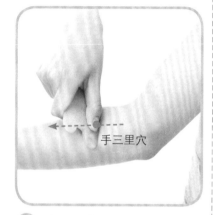

⑥ 手三里穴

用面刮法从上向下刮拭手三里穴 30~60 下。

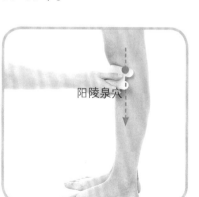

⑦ 阳陵泉穴

用面刮法从上向下刮拭阳陵泉穴 30~60 下。

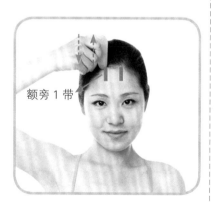

⑧ 头部全息穴区

用厉刮法刮拭头部双侧额旁 1 带各 30~60 下。

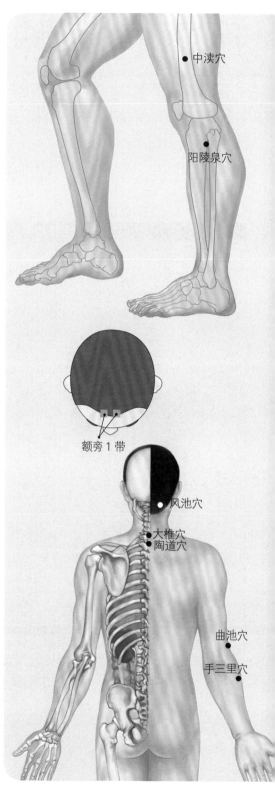

疖病、痈肿

疖病、痈肿是不同程度的急性化脓性疾病，好发于颜面及手足等部位。以红、肿、热、痛为主症，起初皮肤出现红肿疼痛小硬结，继之在硬结顶端出现脓头或水疱，最后破溃，脓水流出；还可伴有发热、头晕、便秘等症状。

张秀勤精准刮痧

分型	症状特点	刮痧手法	按证候、选穴位、配技法
虚 气阴两虚	刮痧后出痧少、痧色浅淡，有酸痛感	补法刮拭，按压力小的快刮法	加按摩百会穴、足三里穴
实热 血热毒火	刮痧后有紫红色密集痧斑、结节或刺痛感	按压力大、速度慢的手法刮拭	加拔罐心俞穴、膈俞穴

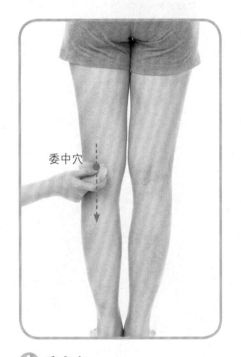

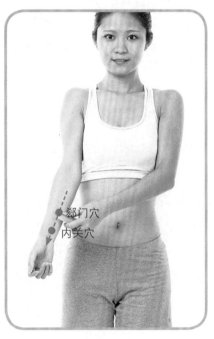

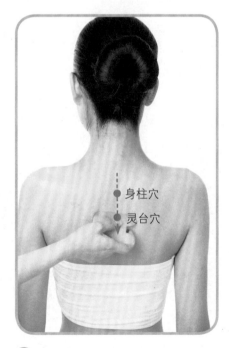

❶ 委中穴

用面刮法从上向下刮拭下肢委中穴 30~60 下。

❷ 郄门穴、内关穴

用面刮法从上向下刮拭上肢郄门穴至内关穴 30~60 下。

❸ 身柱穴、灵台穴

用面刮法从上向下刮拭身柱穴至灵台穴 30~60 下。

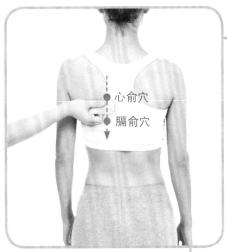

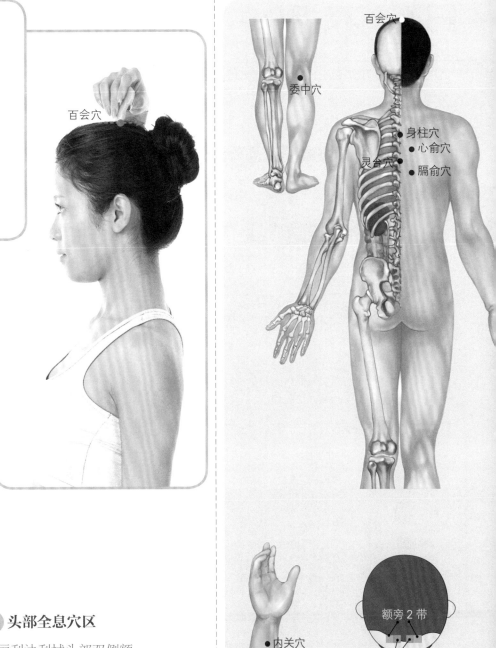

4 心俞穴、膈俞穴

用面刮法从上向下刮拭背部
心俞穴至膈俞穴 30~60 下。
（本图仅为示意，刮时不
隔衣）

5 百会穴

用单角刮法从前向后刮拭头
部百会穴 30~60 下。

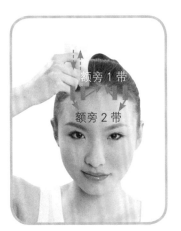

6 头部全息穴区

用厉刮法刮拭头部双侧额
旁 1 带、双侧额旁 2 带各
30~60 下。

月经不调

　　月经失调是妇科常见疾病，表现为月经周期或出血量的异常。患者月经前、经期还可伴有腹痛、头晕、乏力等症状。

张秀勤精准刮痧

分型	症状特点	刮痧手法	按证候、选穴位、配技法
寒 **血寒**	经期错后，月经量少，经色紫暗有块；小腹冷痛，喜按喜揉，得热痛减，畏寒肢冷	补法刮拭	加温和灸关元穴、肾俞穴
实热 **血热**	经期提前，月经量多，色鲜红，质稠；面色红赤，心胸烦闷，喜冷饮，大便燥结，小便短赤	按压力大、速度慢的手法刮拭	加拔罐肝俞穴、血海穴
虚 **气虚**	面色苍白或萎黄，经期提前或错后，血量少而色淡质稀，或经血量多，神疲肢倦，气短懒言，小腹空坠，纳少便溏，头晕眼花，心悸失眠	补法刮拭，不追求出痧	加按揉三阴交穴、足三里穴，且温和灸太白穴
实 **气滞血瘀**	月经先后无定期，经期延长，淋漓不断，或月经过少，血色暗红夹有血块，伴有小腹胀痛，情志郁结	按压力大、速度慢的手法刮拭	加拔罐血海穴、中极穴，且按揉太冲穴、太溪穴

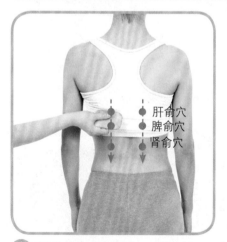

肝俞穴
脾俞穴
肾俞穴

① 肝俞穴、脾俞穴、肾俞穴

用面刮法从上向下刮拭背部双侧肝俞穴、脾俞穴至肾俞穴各 30~60 下。（本图仅为示意，刮时不隔衣）

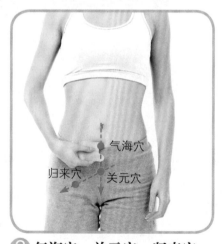

气海穴
归来穴　关元穴

② 气海穴、关元穴、归来穴

用面刮法从上向下刮拭气海穴至关元穴、关元穴至归来穴各 30~60 下。（本图仅为示意，刮时不隔衣）

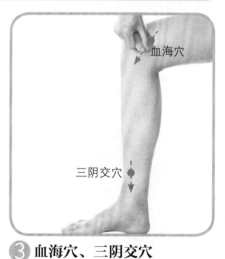

血海穴
三阴交穴

③ 血海穴、三阴交穴

用面刮法分别从上向下刮拭血海穴、三阴交穴各 30~60 下。

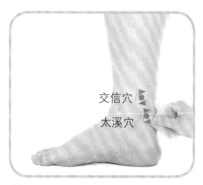

④ 交信穴、太溪穴

用平面按揉法分别按揉交信穴、太溪穴各 30~60 下。

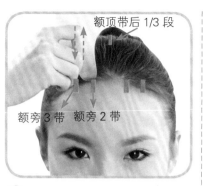

⑤ 头部全息穴区

用厉刮法分别刮拭头部双侧额旁2 带、双侧额旁 3 带、额顶带后 1/3 段各 30~60 下。

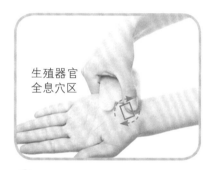

⑥ 手掌生殖器官全息穴区

用平面按揉法按揉手掌生殖器官全息穴区 30~60 下。

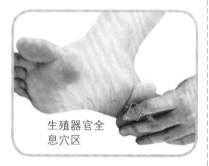

⑦ 足底生殖器官全息穴区

用平刮法从上向下刮拭足底生殖器官全息穴区 30~60 下。

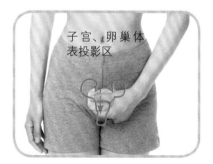

⑧ 子宫、卵巢体表投影区

用面刮法从上向下刮拭子宫、卵巢体表投影区 30~60 下。

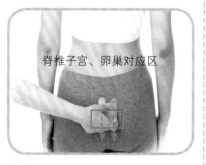

⑨ 脊椎子宫、卵巢对应区

用角刮法或面刮法从上向下刮拭脊椎子宫、卵巢对应区 30~60 下。

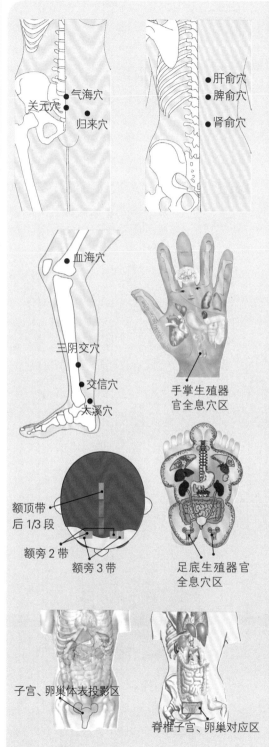

痛经

女性常见病

女性在行经前后或正值行经期间，小腹及腰部疼痛，甚至剧痛难忍，伴有面色苍白、头面冷汗淋漓、手足厥冷、泛恶呕吐等，并随着月经周期发作，称为痛经。

张秀勤精准刮痧

分型	症状特点	刮痧手法	按证候、选穴位、配技法
虚实兼有 **寒湿凝滞**	经前或经期小腹冷痛，隐隐作痛，喜按，得温则痛减，经血色暗，畏寒肢冷，腰膝酸软，小便清长	平补平泻法刮拭，出痧即改为补法刮拭	加温和灸中极穴、水道穴、地机穴
虚 **气血亏虚**	痛经在经期或经后，痛势绵绵不休，喜按，月经量少，色淡质稀，头晕心悸，腰酸肢倦，食欲下降	补法刮拭	加摩擦脾俞穴、肾俞穴，且按揉足三里穴、照海穴
实 **气滞血瘀**	痛经经行不畅，小腹胀痛较剧，腹痛拒按，经色紫红，夹有血块，血块排出后痛减，或胀痛连两胁，面色青黯	按压力大、速度慢的手法刮拭，痧出后即改为补法刮拭	加拔罐次髎穴、气海穴，且按揉太冲穴

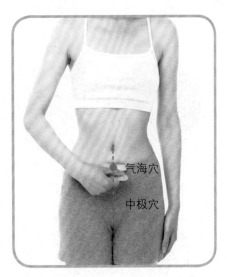

① 气海穴、中极穴

用面刮法从上向下刮拭气海穴至中极穴 30~60 下。（本图仅为示意，刮时不隔衣）

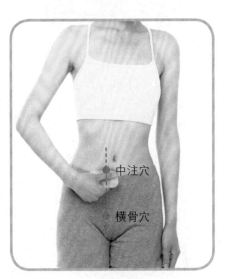

② 中注穴、横骨穴

用面刮法从上向下刮拭中注穴至横骨穴 30~60 下。（本图仅为示意，刮时不隔衣）

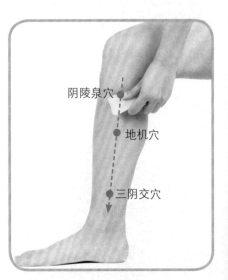

③ 阴陵泉穴、地机穴、三阴交穴

用面刮法从上向下刮拭下肢阴陵泉穴、地机穴至三阴交穴 30~60 下。

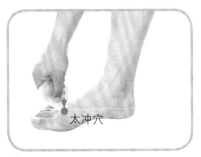

④ 太冲穴

用垂直按揉法按揉太冲穴
30~60 下。

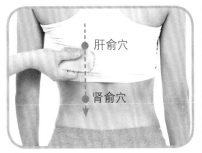

肝俞穴

肾俞穴

⑤ 肝俞穴、肾俞穴

用面刮法从上向下刮拭肝俞穴至
肾俞穴 30~60 下。（本图仅为
示意，刮时不隔衣）

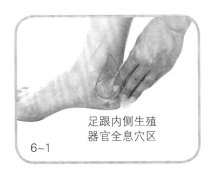

足跟内侧生殖
器官全息穴区

6–1

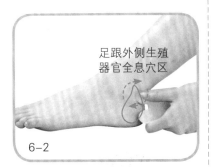

足跟外侧生殖
器官全息穴区

6–2

⑥ 足跟内、外侧生殖器官全息穴区

用平面按揉法按揉足跟内、外侧生殖器官全息穴区各 30~60 下。

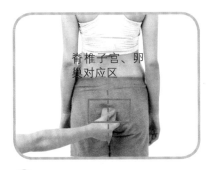

脊椎子宫、卵
巢对应区

⑦ 脊椎子宫、卵巢对应区

分别用双角刮法和面刮法从上而
下刮拭脊椎子宫、卵巢对应区
30~60 下。（本图仅为示意，刮
时不隔衣）

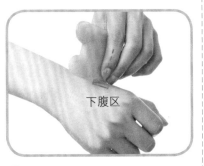

下腹区

⑧ 第二掌骨桡侧下腹区

用垂直按揉法按揉第二掌骨桡侧
的下腹区 30~60 下。

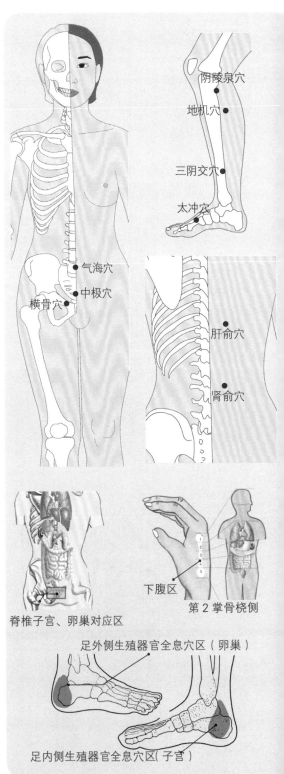

阴陵泉穴

地机穴

三阴交穴

太冲穴

气海穴

中极穴

横骨穴

肝俞穴

肾俞穴

脊椎子宫、卵巢对应区

下腹区

第 2 掌骨桡侧

足外侧生殖器官全息穴区（卵巢）

足内侧生殖器官全息穴区（子宫）

闭经

闭经又称经闭，是指女子年逾18岁，月经尚未来潮，或曾来而又中断，达3个月以上的病症。闭经有多种原因。

张秀勤精准刮痧

分型	症状特点	刮痧手法	按证候、选穴位、配技法
虚 **阴虚血燥**	经血由少而渐至闭经，五心烦热，潮热汗出，两颧潮红，属于血枯闭经	平补平泻法刮拭，痧出后即改为补法刮拭	加按摩三阴交穴、太溪穴
虚 **气血不足**	月经延后、量少、色淡、质稀，继而闭经，面色不华，头晕目眩，心悸气短，神疲乏力，属于血枯闭经	补法刮拭，不追求出痧	加温和灸足三里穴，且双手掌摩擦命门穴、肾俞穴
实 **气滞血瘀**	精神受刺激，肝气郁结，或经期受凉致经闭，烦躁易怒，胁肋胀痛，口苦咽干，属于血滞闭经	按压力大、速度慢的手法刮拭	加拔罐膈俞穴、肝俞穴，且按揉太冲穴、地机穴、中极穴

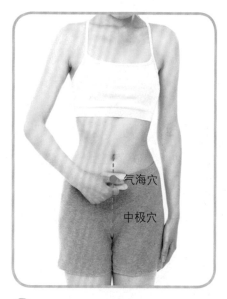

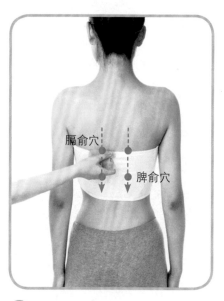

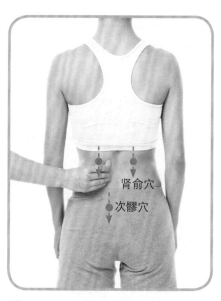

❶ 气海穴、中极穴

用面刮法从上向下刮拭气海穴至中极穴30~60下。（本图仅为示意，刮时不隔衣）

❷ 膈俞穴、脾俞穴

用面刮法从上向下刮拭背部双侧膈俞穴至脾俞穴各30~60下。（本图仅为示意，刮时不隔衣）

❸ 肾俞穴、次髎穴

用角刮法分别从上向下刮拭双侧肾俞穴、次髎穴各30~60下。（本图仅为示意，刮时不隔衣）

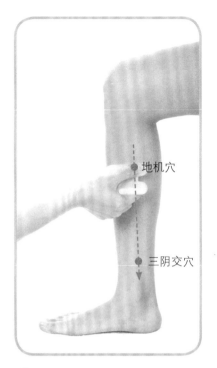

④ 地机穴、三阴交穴

用面刮法从上向下刮拭下肢地机穴至三阴交穴30~60下。

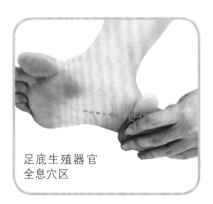

足底生殖器官全息穴区

⑥ 足底生殖器官全息穴区

用面刮法刮拭全足底，并重点刮拭足底生殖器官全息穴区30~60下，以有微热感为宜。

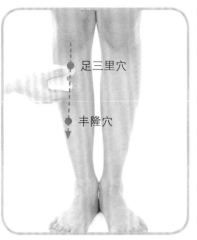

足三里穴
丰隆穴

⑤ 足三里穴、丰隆穴

用面刮法从上而下刮拭足三里穴至丰隆穴30~60下。

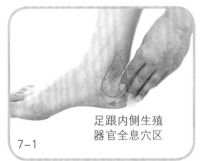

足跟内侧生殖器官全息穴区

7-1

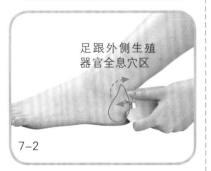

足跟外侧生殖器官全息穴区

7-2

⑦ 足跟内、外侧生殖器官全息穴区

用平面按揉法分别按揉足跟内、外侧生殖器官全息穴区各30~60下，重点按揉疼痛敏感点。

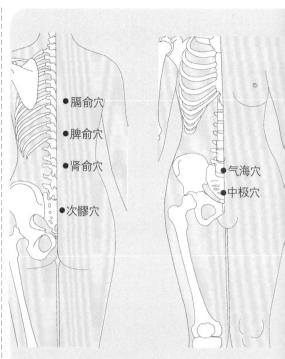

膈俞穴
脾俞穴
肾俞穴
次髎穴

气海穴
中极穴

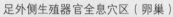

足外侧生殖器官全息穴区（卵巢）

足内侧生殖器官全息穴区（子宫）

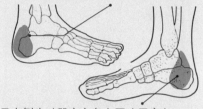

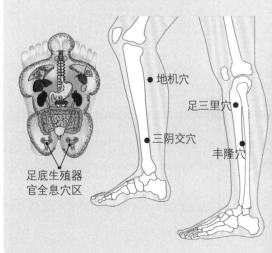

地机穴
足三里穴
三阴交穴
丰隆穴

足底生殖器官全息穴区

盆腔炎

盆腔炎，中医称为带下病，是由湿邪影响冲任，带脉失约，冲任失固，导致阴道分泌物增多或色、质、气味异常的一种病症，是女性生殖系统常见病。

张秀勤精准刮痧

分型	症状特点	刮痧手法	按证候、选穴位、配技法
虚 脾虚	带下色白或淡黄，无臭味，质黏稠，连绵不绝，面色萎黄，食少便溏，精神疲倦，四肢倦怠	补法刮痧，不追求出痧	加艾灸带脉穴、阴陵泉穴、足三里穴
虚 肾虚	带下色白、量多、质清晰、连绵不断，小腹发凉，腰部酸痛，小便频数而清长，夜间尤甚，大便溏薄	补法刮痧，不追求出痧	加艾灸带脉穴、关元穴、肾俞穴
实 湿毒	带下状如米泔，或黄绿如脓，或夹有血液，量多而臭，阴中瘙痒，口苦咽干，小腹作痛，小便短赤	按压力大、速度慢的手法刮痧	加拔罐中极穴、下髎穴、带脉穴

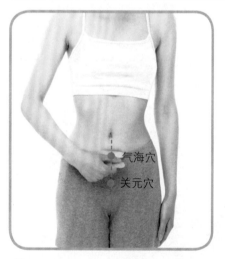

① 气海穴、关元穴

用面刮法从上向下刮拭气海穴至关元穴 30~60 下。（本图仅为示意，刮时不隔衣）

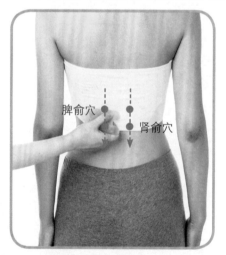

② 脾俞穴、肾俞穴

用面刮法从上向下刮拭背部双侧脾俞穴至肾俞穴各 30~60 下。（本图仅为示意，刮时不隔衣）

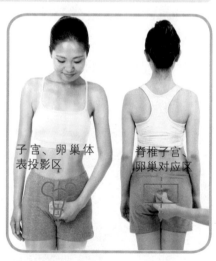

③ 子宫、卵巢体表投影区，脊椎子宫、卵巢对应区

用面刮法从上向下刮拭子宫、卵巢体表投影区 30~60 下，再用面刮法和双角刮法从上向下刮拭脊椎子宫、卵巢对应区 30~60 下。（本图仅为示意，刮时不隔衣）

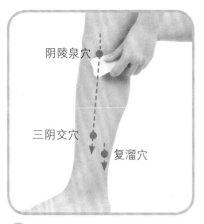

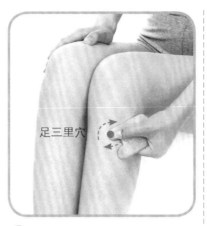

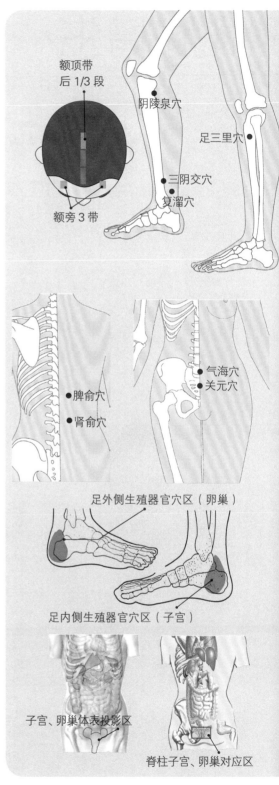

④ 阴陵泉穴、三阴交穴、复溜穴

用面刮法先从上向下刮拭阴陵泉穴至三阴交穴 30~60 下，再刮拭复溜穴 30~60 下。

⑤ 足三里穴

用平面按揉法按揉足三里穴 30~60 下。

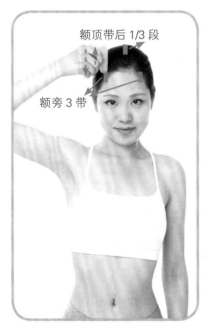

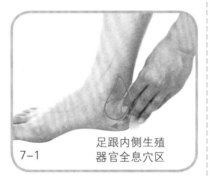

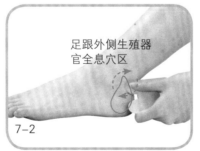

⑥ 头部全息穴区

用厉刮法刮拭头部双侧额旁 3 带、额顶带后 1/3 段各 30~60 下。

⑦ 足跟内、外侧生殖器官全息穴区

用平面按揉法按揉足内、外侧生殖器官全息穴区各 30~60 下，重点按揉疼痛敏感点。

乳腺增生

乳腺增生是女性多发病，好发于青、中年女性，突出症状是乳房胀痛和乳内肿块。其发病原因多与内分泌失调及精神因素有关。

张秀勤精准刮痧

分型	症状特点	刮痧手法	按证候、选穴位、配技法
虚 冲任失调	乳房疼痛，肿块质韧或局部增厚，经前期乳房肿胀不适，疼痛和肿块都变明显，经后缓解或消失，月经不调，腰酸无力	补法刮拭	加按揉关元穴、三阴交穴
实 肝郁痰凝	乳房胀痛，肿块呈单一片状，质软，触痛明显，疼痛和肿块与月经、情绪变化相关，忧郁或发怒后加重，情志舒畅时减轻	按压力大、速度慢的手法刮拭	加按揉中脘穴、丰隆穴，且拔罐背部乳腺投影区内的结节处
虚热 阴虚火旺	乳房胀痛，有结节，易长痘，口干舌燥，易上火，心火旺盛	平补平泻法刮拭	加拔罐肝俞穴、胆俞穴、阿是穴

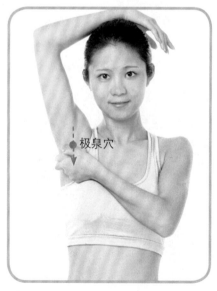

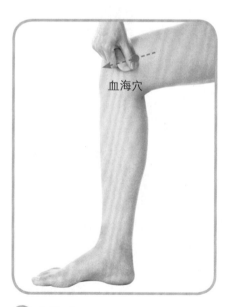

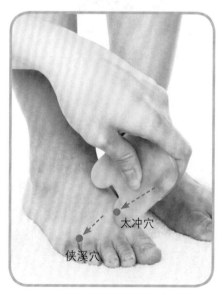

①极泉穴

用面刮法从上向下刮拭上肢极泉穴30~60下。

②血海穴

用面刮法从上向下刮拭下肢血海穴30~60下。

③侠溪穴、太冲穴

用垂直按揉法分别按揉侠溪穴、太冲穴各30~60下。

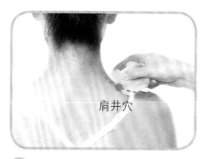

④ 肩井穴

用面刮法从上向下刮拭肩井穴30~60下。

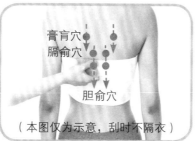

（本图仅为示意，刮时不隔衣）

⑤ 膈俞穴、胆俞穴、膏肓穴

用面刮法从上向下刮拭双侧膈俞穴至胆俞穴30~60下，用面刮法从上向下刮拭双侧膏肓穴30~60下。

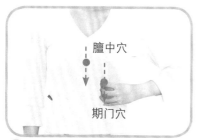

⑥ 膻中穴、期门穴

用单角刮法从上向下刮拭膻中穴、患侧期门穴各30~60下。（本图仅为示意，刮时不隔衣）

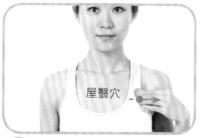

⑦ 屋翳穴

用平刮法从内向外刮拭患侧屋翳穴30~60下。（本图仅为示意，刮时不隔衣）

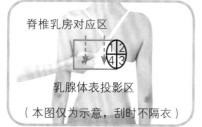

（本图仅为示意，刮时不隔衣）

⑧ 乳房体表投影区、脊椎乳房对应区

用面刮法分别从上向下刮拭乳房体表投影区30~60下，并用面刮法刮拭与乳房水平段平行的脊椎乳房对应区30~60下。

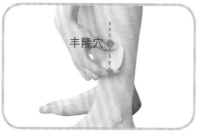

⑨ 丰隆穴

用面刮法从上向下刮拭丰隆穴30~60下。

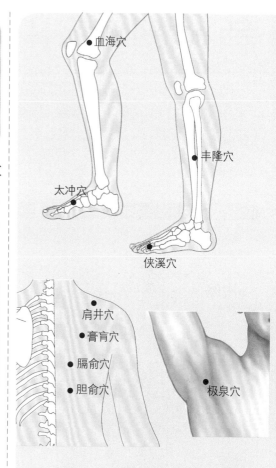

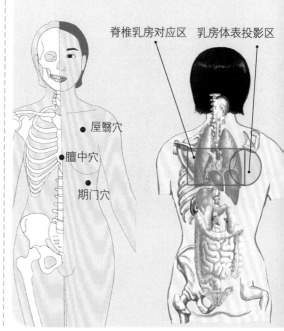

女性常见病

急性乳腺炎

　　急性乳腺炎是由细菌感染所引起的乳腺急性化脓性炎症，多发生于哺乳期产妇，通常只发生在单侧的乳房，表现为乳房肿胀、疼痛，可能有化脓的液体流出，会有臭味，同时可能出现发热、畏寒、全身无力等症状。

张秀勤精准刮痧

分型	症状特点	刮痧手法	按证候、选穴位、配技法
实热 肝火旺盛	身热口渴，胸闷，燥热	按压力大、速度慢的手法刮拭，不追求出痧	加拔罐肩井穴
实 血瘀	易上火，经期前后不适感加剧	按压力大、速度慢的手法刮拭	加拔罐胆俞穴、肝俞穴

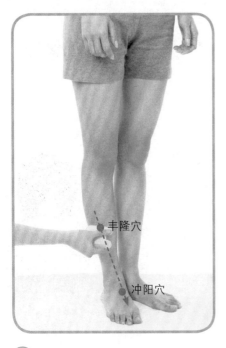

① 丰隆穴、冲阳穴

用面刮法从上向下刮拭丰隆穴至冲阳穴 30~60 下。

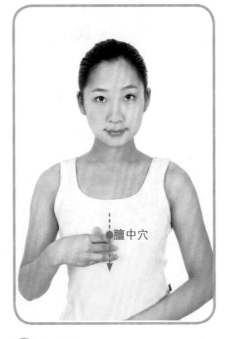

② 膻中穴

用单角刮法从上向下刮拭胸部膻中穴 30~60 下。（本图仅为示意，刮时不隔衣）

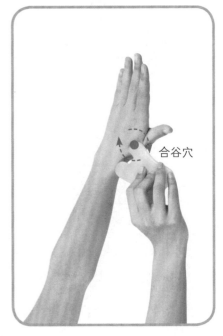

③ 合谷穴

用平面按揉法按揉手背合谷穴 30~60 下。

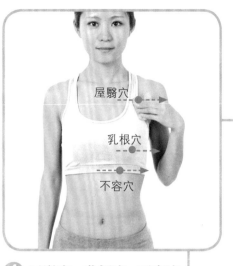

④ 屋翳穴、乳根穴、不容穴

用平刮法分别从内向外刮拭患侧屋翳穴、乳根穴、不容穴各30~60下。（本图仅为示意，刮时不隔衣）

⑤ 肩井穴

用面刮法从上向下刮拭患侧肩井穴30~60下。

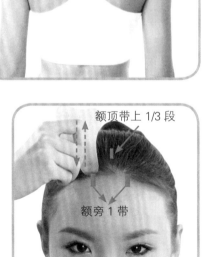

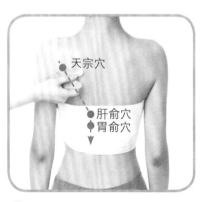

⑥ 天宗穴、肝俞穴、胃俞穴

用面刮法从上向下分段刮拭天宗穴至肝俞穴、肝俞穴至胃俞穴各30~60下。

⑦ 头部全息穴区

用厉刮法分别刮拭头部双侧额旁1带、额顶带上1/3段各30~60下。

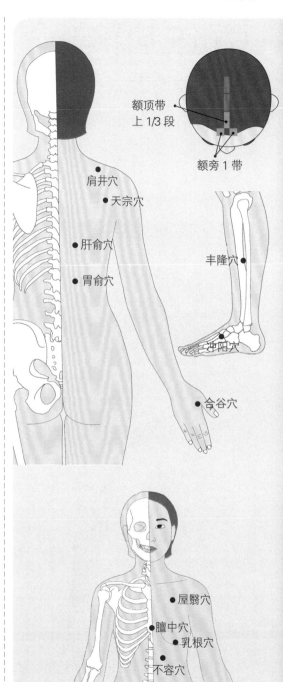

女性 常见病

更年期综合征

更年期综合征多见于妇女进入绝经期前后，由于卵巢功能减退直至消失引起的内分泌失调和自由神经功能紊乱的症状。主要表现为月经紊乱、面部烘热出汗、烦躁易怒、精神疲倦、头晕耳鸣、心悸失眠、记忆力减退、易激动，甚至情志异常，有尿频、尿急、食欲不振等症状。

张秀勤精准刮痧

分型	症状特点	刮痧手法	按证候、选穴位、配技法
虚 脾肾阳虚	面色㿠白，神倦肢怠，食少腹胀，大便溏泄，面浮肢肿	补法刮痧，不追求出痧	加艾灸足三里穴、中脘穴
实热 肝阳上亢	头晕目眩，心烦易怒，烘热汗出，腰膝酸软，经来量多，或淋漓不断，有时乳胀，口干咽燥	按压力大、速度慢的手法刮痧	加按揉太冲穴、太溪穴、内关穴，且双手掌横向摩擦两胁部
虚 心血亏损	心悸，失眠多梦，五心烦热，甚或情志失常	补法刮痧，不追求出痧	加按揉三阴交穴、内关穴、神门穴

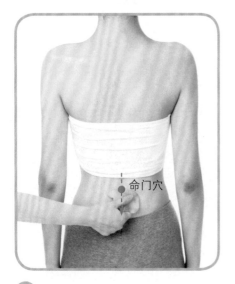

① 命门穴

用面刮法从上向下刮拭命门穴30~60下。（本图仅为示意，刮时不隔衣）

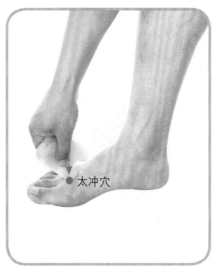

② 太冲穴

用垂直按揉法按揉足部太冲穴30~60下。

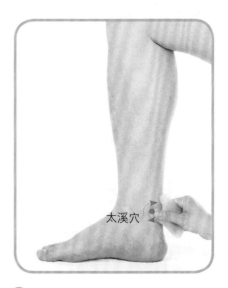

③ 太溪穴

用平面按揉法按揉太溪穴30~60下。

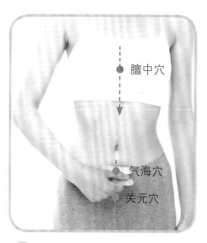

④ 膻中穴、气海穴、关元穴

用面刮法从上向下刮拭膻中穴30~60下，刮拭气海穴至关元穴30~60下。（本图仅为示意，刮时不隔衣）

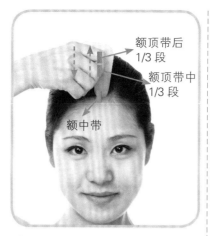

⑤ 头部全息穴区

用厉刮法分别刮拭头部额中带、额顶带中1/3段、额顶带后1/3段各30~60下。

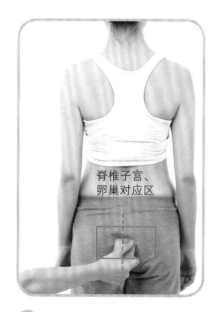

⑥ 脊椎子宫、卵巢对应区

分别用面刮法和双角刮法从上向下刮拭脊椎子宫、卵巢对应区30~60下。（本图仅为示意，刮时不隔衣）

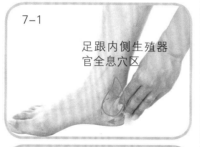

7-1 足跟内侧生殖器官全息穴区

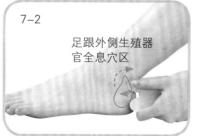

7-2 足跟外侧生殖器官全息穴区

⑦ 足跟内、外侧生殖器官全息穴区

用平面按揉法分别按揉足跟内、外侧生殖器官全息穴区各30~60下。

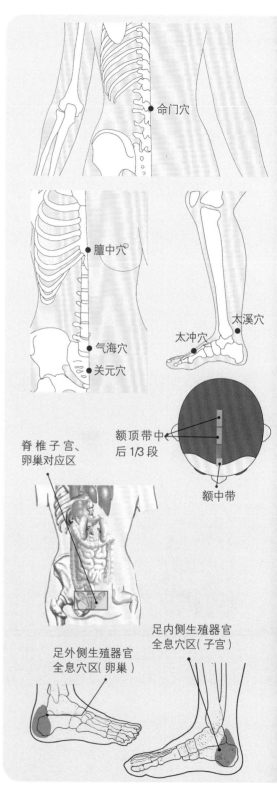

子宫肌瘤

　　子宫肌瘤是女性生殖器官中较常见的良性肿瘤，是由增生的子宫平滑肌组织和少量纤维结缔组织形成的良性肿瘤。症状常随肌瘤生长的部位、大小、生长速度而各异，常见子宫出血、月经量多或淋漓不尽，伴有腹部包块，及邻近器官的压迫症状，可引发盆腔炎、白带增多、不孕症等。

张秀勤精准刮痧

分型	症状特点	刮痧手法	按证候、选穴位、配技法
虚寒 虚寒	月经量多夹块，淋漓不尽，经行小腹隐痛，畏寒怕冷，眩晕乏力，气短、便溏、面色苍白	补法刮拭	加艾灸关元穴、中脘穴
实 气滞	小腹胀满，积块不坚，痛无定处，郁闷不舒，烦躁易怒，胁肋及乳房胀痛，经前加重	按压力大、速度慢的手法刮拭	加按揉三阴交穴、太冲穴
实 血瘀	小腹积块坚硬，固定不移，疼痛拒按，月经量多或经期后延，经行腹痛，经前乳胀或头痛，面色晦暗	按压力大、速度慢的手法刮拭	加拔罐血海穴、次髎穴
实 痰湿	下腹部有包块，时有作痛，按之柔软，带下较多	按压力大、速度慢的手法刮拭	加拔罐石门穴，且按揉丰隆穴

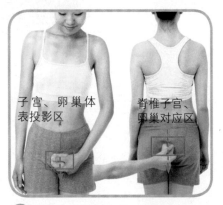

① 子宫、卵巢体表投影区，脊椎子宫、卵巢对应区

用面刮法从上向下刮拭下腹部子宫、卵巢体表投影区 30~60 下，再用面刮法从上向下刮拭脊椎子宫、卵巢对应区 30~60 下。（本图仅为示意，刮时不隔衣）

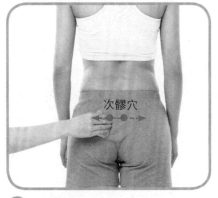

② 次髎穴

用面刮法从中间向两侧分别刮拭双侧次髎穴 30~60 下。（本图仅为示意，刮时不隔衣）

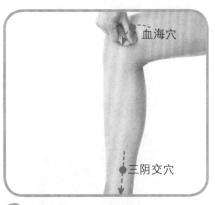

③ 血海穴、三阴交穴

用面刮法分别从上向下刮拭双侧血海穴、三阴交穴各 30~60 下。

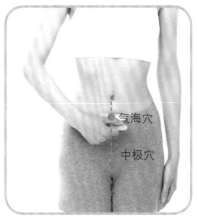

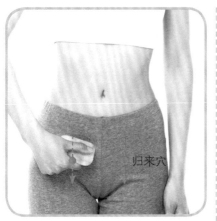

④ 气海穴、中极穴

用面刮法从上向下刮拭气海穴至中极穴 30~60 下。（本图仅为示意，刮时不隔衣）

⑤ 归来穴

用面刮法从上向下刮拭双侧归来穴各 30~60 下。（本图仅为示意，刮时不隔衣）

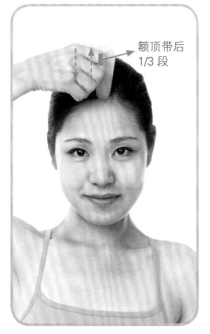

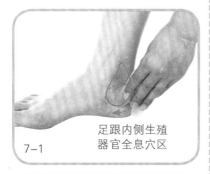

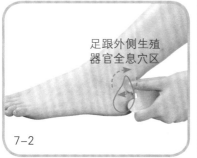

⑥ 头部全息穴区

用厉刮法刮拭头部额顶带后 1/3 段 30~60 下。

⑦ 足内、外侧生殖器官全息穴区

用平面按揉法按揉足内、外侧生殖器官全息穴区各 30~60 下，重点按揉疼痛敏感点。

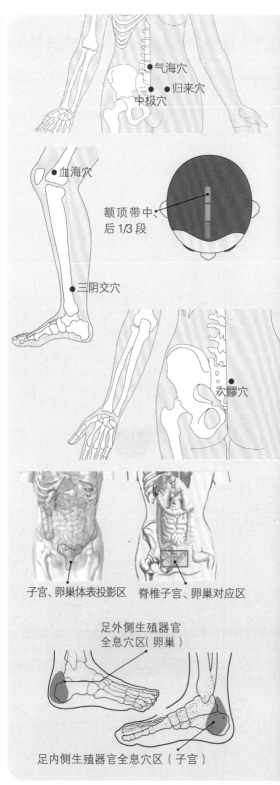

阳痿、早泄

男性常见病

阳痿、早泄是指阴茎不能勃起进行性交，或阴茎虽能勃起，但不能维持足够的硬度完成性交，或性交过程中出现过早射精的现象。

张秀勤精准刮痧

分型	症状特点	刮痧手法	按证候、选穴位、配技法
实热 **湿热下注**	阳痿早泄，阴囊湿痒、胀痛，或有血精，痒痛，尿黄，尿后余沥，身体困倦，胸闷胁痛，口苦纳呆	按压力大、速度慢的手法刮拭	加拔罐关元穴、气海穴
虚 **心脾两虚**	阳痿早泄，伴腹胀纳差，心悸心烦，失眠多梦，神疲，便溏	补法刮痧，不追求出痧	加艾灸足三里穴、中极穴、太溪穴，且按揉内关穴
虚热 **肾阴虚**	纵欲过度致阳痿，或欲念时起，临房早泄，心烦失眠，腰酸头晕，口燥咽干	平补平泻法刮痧，痧出即改为补法刮拭	加按揉太冲穴、中极穴、太溪穴
虚寒 **肾阳虚**	阳痿早泄，精薄清冷，性欲冷淡，面色㿠白，恶寒喜热，头昏乏力，腰膝酸软，神疲乏力，大便溏薄	补法刮痧，不追求出痧	加艾灸神阙穴、关元穴，且双手掌搓肾俞穴

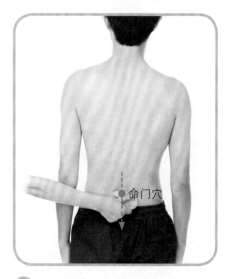

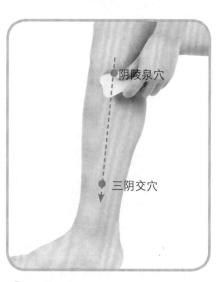

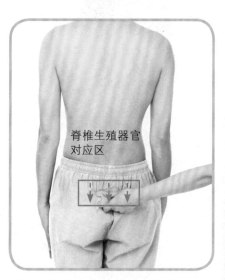

❶ 命门穴

用面刮法从上向下刮拭命门穴30~60下。

❷ 阴陵泉穴、三阴交穴

用面刮法从上向下刮拭阴陵泉穴至三阴交穴 30~60 下。

❸ 脊椎生殖器官对应区

分别用面刮法和角刮法从上向下刮拭脊椎生殖器官对应区 30~60 下。

（本图仅为示意，刮时不隔衣）

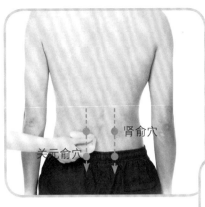

肾俞穴

关元俞穴

④ 肾俞穴、关元俞穴

用面刮法从上向下刮拭双侧肾俞穴至关元俞穴各 30~60 下。（本图仅为示意，刮时不隔衣）

⑤ 足三里穴

用面刮法从上向下刮拭下肢的足三里穴 30~60 下。

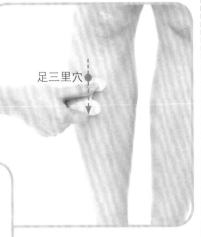

足三里穴

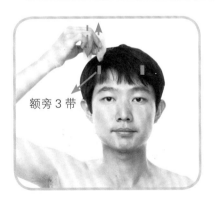

下腹区

⑥ 第二掌骨桡侧下腹区

用垂直按揉法按揉第二掌骨桡侧的下腹区 30~60 下。

⑦ 头部全息穴区

用厉刮法刮拭头部双侧额旁 3 带、额顶带后 1/3 段各 30~60 下。

额旁 3 带

额顶带后 1/3 段

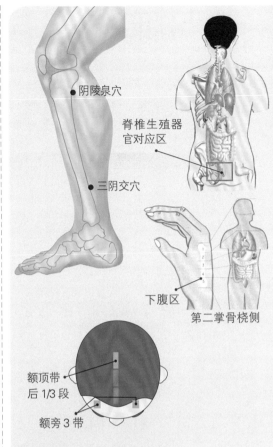

阴陵泉穴

脊椎生殖器官对应区

三阴交穴

下腹区

第二掌骨桡侧

额顶带后 1/3 段

额旁 3 带

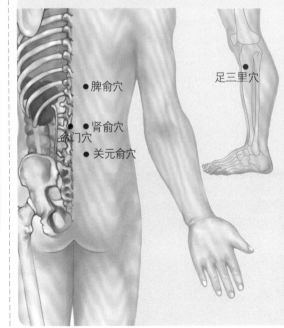

脾俞穴

肾俞穴

命门穴

关元俞穴

足三里穴

前列腺炎、前列腺肥大

两者均以小便频急，余沥不尽为重症。前列腺炎一般表现为尿频、尿急、尿痛、性欲减退、阳痿、早泄，还伴有头晕、头痛、失眠、多梦、乏力等症状。老年男性前列腺肥大可压迫尿道，使排尿次数增多。

张秀勤精准刮痧

分型	症状特点	刮痧手法	按证候、选穴位、配技法
实 气滞血瘀	有明显的痛点，经常出现痧斑或大小不一的结节	按压力大、速度慢的手法刮拭	加艾灸关元穴、气海穴，经常做收腹提肛动作
虚热 肾阴虚	排尿不畅，尿流变细，色黄赤，尿道有灼热感，伴腰膝酸软、头晕耳鸣、口燥咽干、五心烦热	平补平泻法刮拭，出痧后即改为补法刮拭	加按揉阴陵泉穴、照海穴
实热 湿热下注	素有排尿困难之苦，小便不畅，甚或点滴而下；继而出现尿频、尿急，排尿灼痛感，小腹胀痛，大便秘结	按压力大、速度慢的手法刮拭	加拔罐委中穴、中极穴
实 淤积内阻	尿细如线，尿流分叉，排尿时间延长，尿道涩疼，会阴憋胀，经久难愈	按压力大、速度慢的手法刮拭	加拔罐中极穴、下髎穴，按揉地机穴、太冲穴

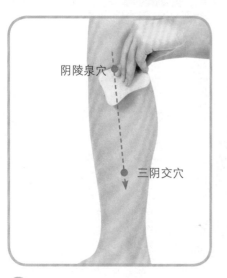

① 阴陵泉穴、三阴交穴

用面刮法从上向下刮拭阴陵泉穴至三阴交穴30~60下。

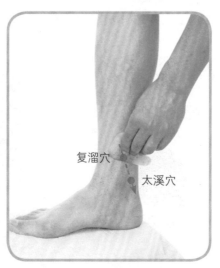

② 复溜穴、太溪穴

用面刮法从上向下刮拭复溜穴至太溪穴30~60下。

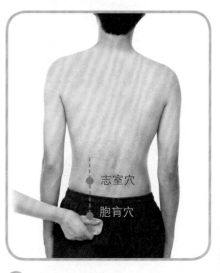

③ 志室穴、胞肓穴

用面刮法从上向下刮拭志室穴至胞肓穴30~60下。（本图仅为示意，刮时不隔衣）

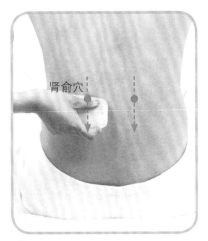

④ 肾俞穴

用面刮法从上向下刮拭双
侧肾俞穴各30~60下。

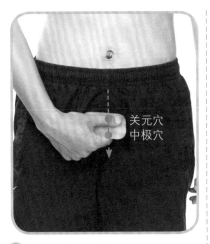

⑤ 关元穴、中极穴

用面刮法从上向下刮拭关元穴至
中极穴30~60下。（本图仅为
示意，刮时不隔衣）

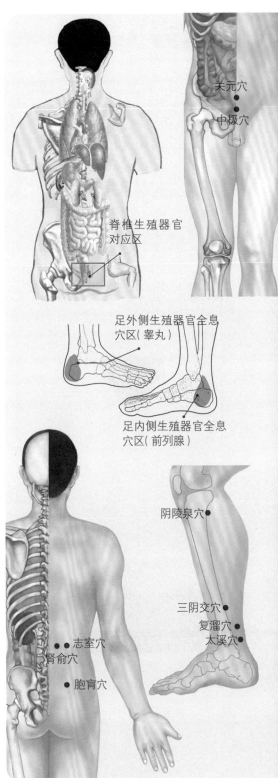

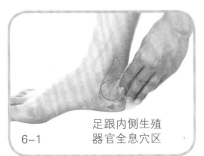

6-1 足跟内侧生殖
器官全息穴区

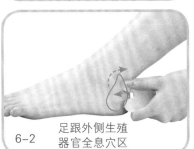

6-2 足跟外侧生殖
器官全息穴区

**⑥ 足跟内、外侧生殖器官全息
穴区**

用平面按揉法按揉足跟内、外侧
生殖器官全息穴区各30~60下。

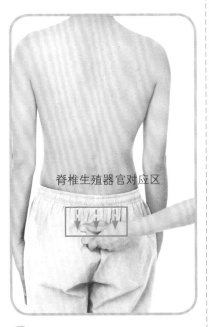

脊椎生殖器官对应区

⑦ 脊椎生殖器官对应区

分别用面刮法和双角刮法从上
向下刮拭脊椎生殖器官对应区
30~60下。（本图仅为示意，刮
时不隔衣）

遗精

一夜 2~3 次或每周数次，连续不断，甚至午睡或清醒时，性兴奋和非性交状态下均有射精，伴有记忆力减退、情绪消沉、头晕耳鸣、腰膝酸软，或心烦急躁、手足心热等症状，多因肾气不足或阴虚火旺而致。

张秀勤精准刮痧

分型	症状特点	刮痧手法	按证候、选穴位、配技法
虚 **肾气不足**	遗精频繁，无梦居多，甚则滑精，面色无华，精神萎靡，头晕耳鸣，腰膝酸软	补法刮拭，不追求出痧	加按揉三阴交穴、中极穴，且艾灸肾俞穴
虚热 **阴虚火旺**	梦中遗精，夜眠不安，心悸易惊，阳茎易举，头晕耳鸣，恶热烦躁，手足心热，面红口干	平补平泻法刮拭，出痧后即改为补法刮拭	加按揉肾俞穴、中极穴、太溪穴，然后用手心搓脚心的涌泉穴，搓到发热为宜

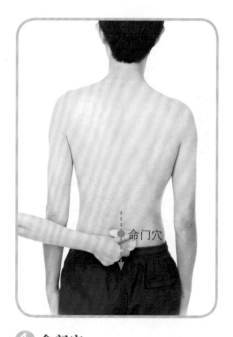

1 命门穴
用面刮法从上向下刮拭命门穴 30~60 下。

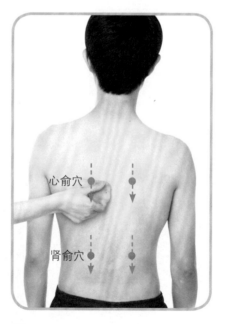

2 心俞穴、肾俞穴
用面刮法从上向下刮拭双侧心俞穴、肾俞穴各 30~60 下。

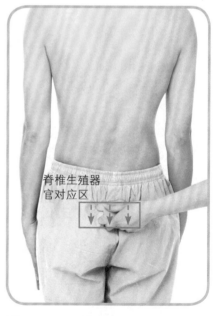

3 脊椎生殖器官对应区
分别用面刮法和双角刮法从上向下刮拭腰骶部脊椎生殖器官对应区 30~60 下。（本图仅为示意，刮时不隔衣）

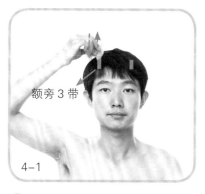

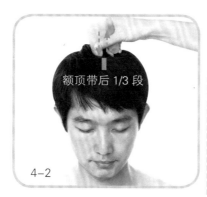

④ **头部全息穴区**

用厉刮法刮拭头部双侧额旁 3 带、额顶带后 1/3 段各 30~60 下。

⑤ **中极穴**

用面刮法从上向下刮拭关元穴至中极穴 30~60 下。（本图仅为示意，刮时不隔衣）

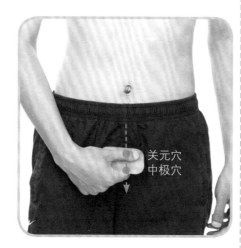

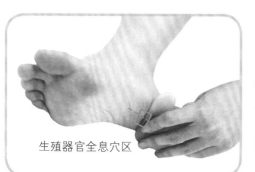

⑥ **足底生殖器官全息穴区**

用面刮法从上向下面刮拭足底生殖器官全息穴区 30~60 下。

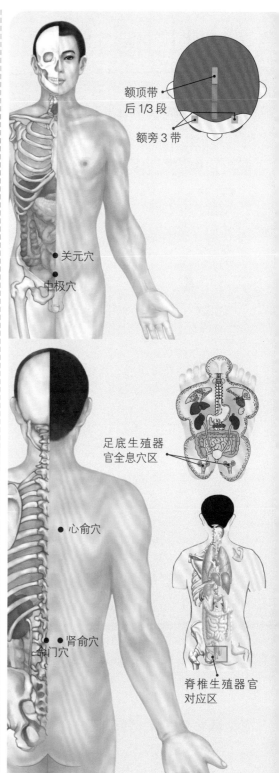

小儿腹泻

　　小儿腹泻以排便次数增多，粪质稀薄或兼有未消化的食物残渣为主要特征，重者甚至为水样便，多由饮食不当或肠道内感染所致。

张秀勤精准刮痧

分型	症状特点	刮痧手法	按证候、选穴位、配技法
实热 湿热泻	泻下稀薄，色黄而臭秽，腹部疼痛，身热口渴，肛门灼热，小便短赤，舌苔黄腻	速度慢的轻柔手法刮拭	加按揉曲池穴、内庭穴
虚 脾虚泻	时泻时止，或久泻不愈，大便稀薄，常食后即泻，常夹有乳积或食物残渣，面色萎黄，睡卧露睛，不思饮食，倦怠神疲	按压力轻、速度快的轻柔手法刮拭	加推按大鱼际，且艾盒灸脾俞穴
虚实兼有 伤食泻	腹胀腹痛，泻前哭闹，泻后痛减，大便腐臭，状如败卵，常伴呕吐酸腐，舌苔垢腻	速度慢、按压力适中的手法刮拭，痧出后即改为轻柔刮拭	加按揉内庭穴，推揉食指
虚寒 寒虚泻	面色苍白，抵抗力弱，大便水样	补法刮拭	加艾灸至阳穴

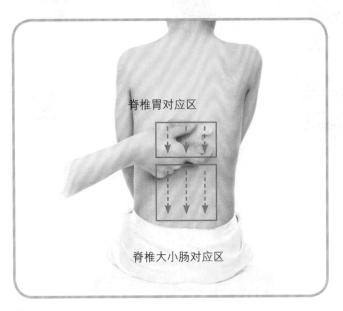

① 脊椎大小肠、胃对应区

分别用双角刮法和面刮法刮拭脊椎大小肠、胃对应区各30~60下。

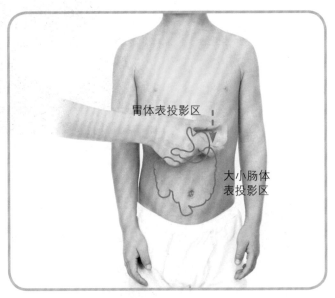

② 胃、大小肠体表投影区

用面刮法分别刮拭胃、大小肠体表投影区各30~60下。

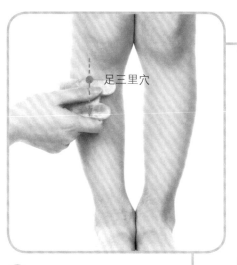

❸ 足三里穴

用面刮法从上向下刮拭足三里穴 30~60 下。

❹ **建里穴、水分穴**

用面刮法从上向下刮拭建里穴至水分穴 30~60 下。

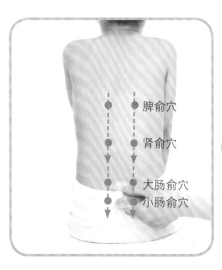

❺ **大肠俞穴、小肠俞穴**

用面刮法从上向下分段刮拭背部膀胱经脾俞穴至肾俞穴、大肠俞穴至小肠俞穴各 30~60 下。

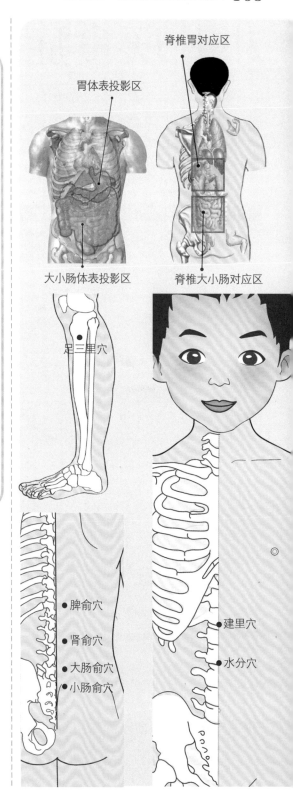

小儿厌食症

小儿厌食症主要表现为没有食欲或食欲减退、饮食不化、腹满胀痛、嗳气、呕吐乳食、大便腥臭等，小儿厌食症与脾胃虚弱、消化吸收功能减退、食积化热有关。

张秀勤精准刮痧

分型	症状特点	刮痧手法	按证候、选穴位、配技法
虚 脾胃气虚	厌食或拒食，进食稍多或食物较难消化，则大便中夹有未消化残渣，或便溏，面色萎黄，形体消瘦，易出汗	补法刮拭，不追求出痧	加艾盒灸脾俞穴、温和灸足三里穴，且推揉大鱼际
虚 胃阴不足	口干多饮而不欲进食，手足心热，皮肤干燥，缺乏润泽，大便多干结	补法刮拭，不追求出痧	加按揉四缝穴，推揉大鱼际

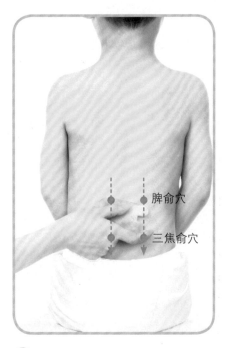

1 脾俞穴、三焦俞穴

用面刮法从上向下刮拭双侧脾俞穴至三焦俞穴各 30~60 下。

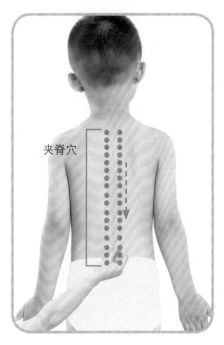

2 夹脊穴

用双角刮法从上向下刮拭夹脊穴 30~60 下。

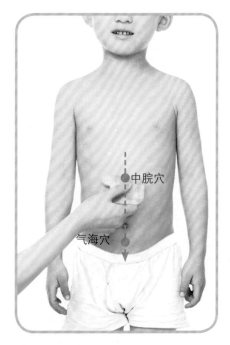

3 中脘穴、气海穴

用面刮法从上向下刮拭中脘穴至气海穴 30~60 下。

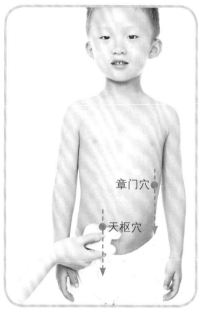

④ 天枢穴、章门穴

用面刮法分别从上向下刮拭天枢穴、章门穴各 30~60 下。

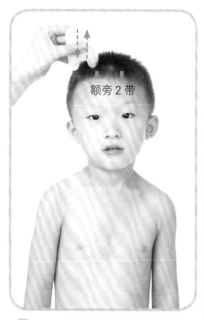

⑤ 头部全息穴区

用厉刮法刮拭头部双侧额旁 2 带各 30~60 下。

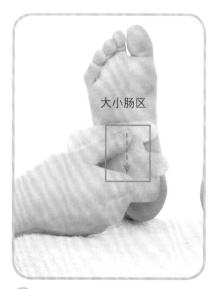

⑥ 足底肠区

用面刮法从上向下刮拭全足底部 30~60 下，重点刮拭大小肠区。

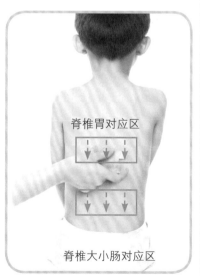

⑦ 脊椎胃、大小肠对应区

用面刮法和双角刮法刮拭脊椎胃、大小肠对应区各 30~60 下。

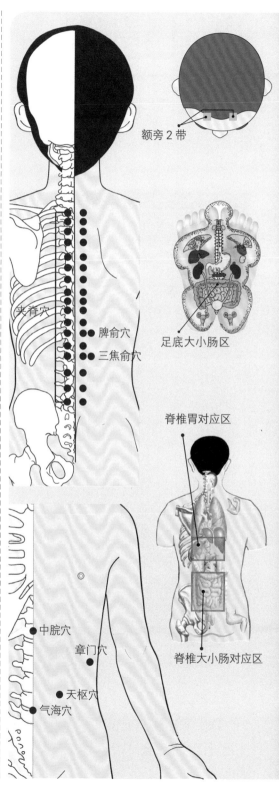

小儿遗尿

年满3周岁的小儿经常在睡眠中不自觉排尿，俗称"尿床"。这与幼儿智力和心智尚未发育完善、排尿的正常习惯尚未养成或贪玩少睡、精神过度疲劳有关。若5岁以上的幼儿，尚不能自控排尿，每睡即遗，则需及早就医，以免影响小儿身心健康。

张秀勤精准刮痧

分型	症状特点	刮痧手法	按证候、选穴位、配技法
虚寒 肾阳不足	睡中遗尿，甚者一夜数次，尿清长而频多，熟睡不易唤醒，神疲乏力，腰膝酸软，记忆力减退或智力较差	补法刮拭，不追求出痧	加艾盒灸肾俞穴，且摩擦涌泉穴
实热 肝经湿热	睡中遗尿，小便黄臭，面赤唇红，性情急躁，夜间咬齿	速度慢、按压力适中的手法刮拭	加按揉阳陵泉穴、膀胱俞穴
虚 肺脾气虚	病后体虚，睡中遗尿，尿频而量少，面白少华，神疲乏力，食欲缺乏，大便时溏，自汗盗汗	补法刮拭，不追求出痧	加按摩百会穴、足三里穴

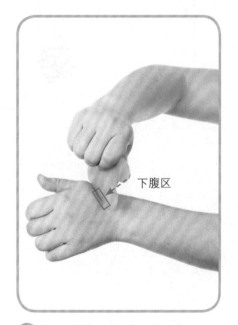

❶ 第二掌骨桡侧下腹区

用垂直按揉法按揉第二掌骨桡侧下腹区30~60下。

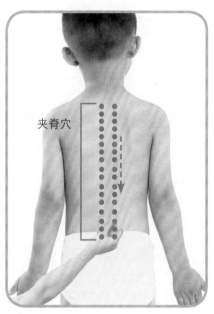

❷ 夹脊穴

用双角刮法从上向下刮拭夹脊穴30~60下。

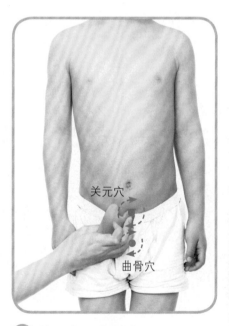

❸ 关元穴、曲骨穴

用平面按揉法分别按揉关元穴、曲骨穴各30~60下。

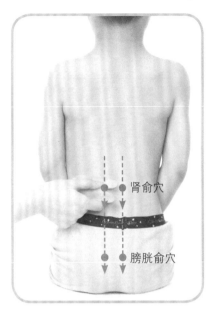

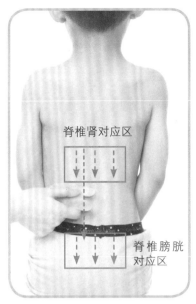

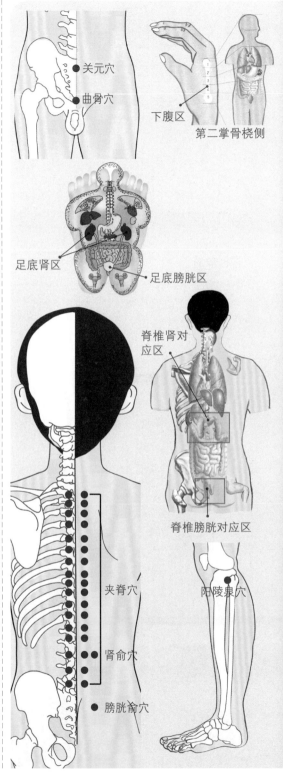

④ 肾俞穴、膀胱俞穴

用面刮法从上向下刮拭肾俞穴至膀胱俞穴 30~60 下。

⑤ 脊椎肾、膀胱对应区

用面刮法和双角刮法从上向下刮拭脊椎肾、膀胱对应区各 30~60 下。

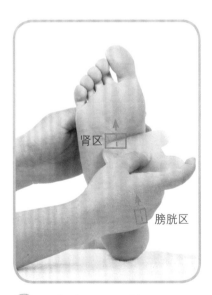

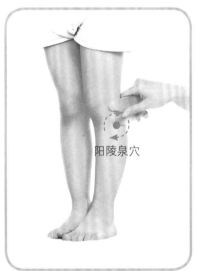

⑥ 足底膀胱区、肾区

用面刮法刮拭全足底 30~60 下，重点刮拭膀胱区、肾区。

⑦ 阳陵泉穴

用平面按揉法按揉下肢阳陵泉穴 30~60 下。

小儿便秘

　　小儿便秘是指小儿大便秘结不通或排便间隔超过 2 天以上，大便质地干燥坚硬，难于排出。小儿便秘多因脾胃虚弱、津液少、元气不足、排便无力或者饮食过量、食积内停所致。

张秀勤精准刮痧

分型	症状特点	刮痧手法	按证候、选穴位、配技法
虚 **脾胃虚弱**	腹部柔软，刮拭无痧出现、无疼痛感	补法刮拭	加按摩大横穴、腹结穴
实 **食积内停**	刮拭部位有紫色或红色痧斑及疼痛感、结节	速度慢、压力适中的手法刮拭，痧出后即改为轻柔刮拭	加按摩中脘穴、胃俞穴、脾俞穴

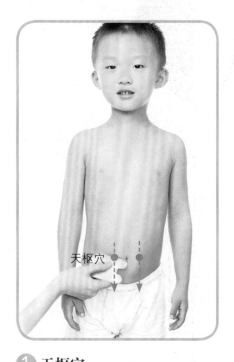

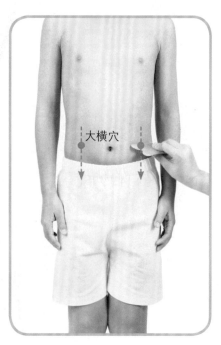

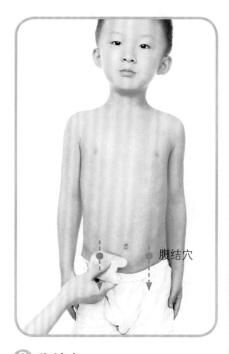

① 天枢穴

用面刮法从上向下刮拭腹部两侧天枢穴各 30~60 下。

② 大横穴

用面刮法从上向下刮拭腹部两侧大横穴各 30~60 下。

③ 腹结穴

用面刮法从上向下刮拭两侧腹结穴各 30~60 下。

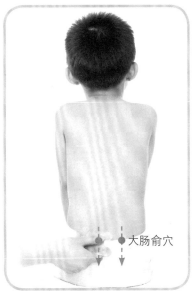

④ 大肠俞穴

用面刮法从上向下刮拭两侧大肠俞穴各 30~60 下。（本图仅为示意，刮时不隔衣）

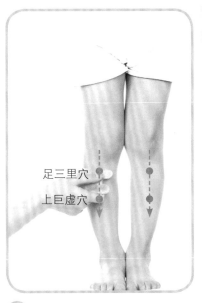

⑤ 足三里穴

用面刮法从上向下刮拭双侧足三里穴至上巨虚穴各 30~60 下。

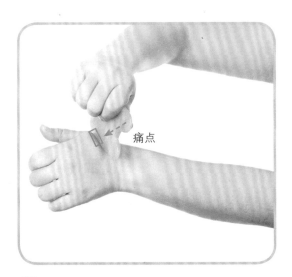

⑥ 第二掌骨桡侧痛点

用垂直按揉法按揉第二掌骨桡侧十二指肠穴至下腹穴之间的痛点 30~60 下。

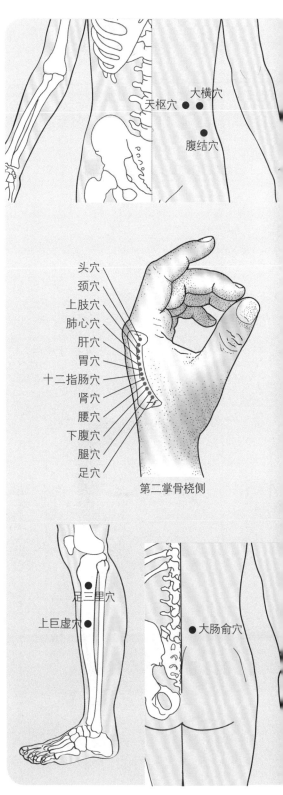

小儿惊风

惊风是小儿时期常见的一种急重病症,急惊风来势急剧,以高热伴抽搐、昏迷为特征,症状表现为急速、强劲、有力;慢惊风来势缓慢,以反复抽搐、昏迷或瘫痪为主症,症状表现为无力而弛缓。

张秀勤精准刮痧

分型	症状特点	刮痧手法	按证候、选穴位、配技法
虚寒 **虚寒**	突然抽搐,多发生在夜晚,头痛咳嗽	补法刮拭	加温和灸涌泉穴
虚实兼有 **急惊风**	突然发作,同时伴发高热,引动肝风,或逆传心包而发病	平补平泻法刮拭,痧出后改为补法刮拭	加按揉阳陵泉穴
虚实兼有 **慢惊风**	小儿神气怯弱,元气未充,若乍见异物、乍闻异声或暴受惊恐	平补平泻法刮拭,痧出后改为补法刮拭	加按揉气海穴、合谷穴
实 **痰湿**	饮食不洁,感染湿热疫毒,也可出现高热、昏迷、抽搐	速度慢、按压力适中的手法刮拭	加拔罐太冲穴、足三里穴

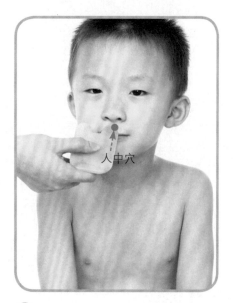

❶ 人中穴

用点按法连续点按面部人中穴 30~60 下。

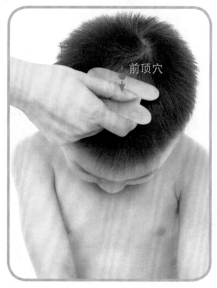

❷ 前顶穴

用面刮法刮拭头顶前顶穴 30~60 下。

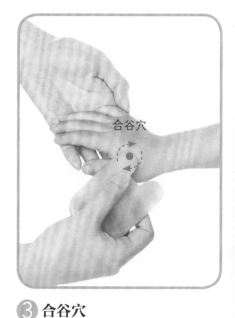

❸ 合谷穴

用平面按揉法按揉双侧合谷穴各 30~60 下。

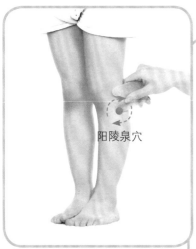

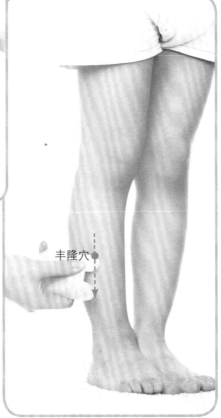

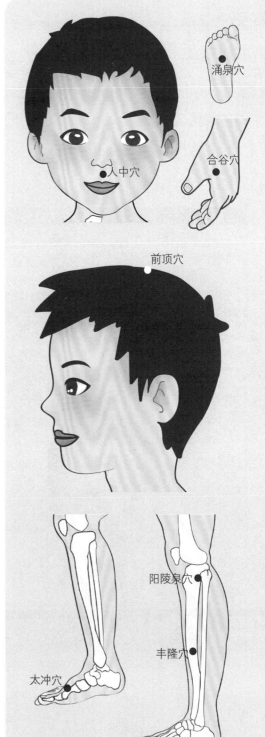

④ **阳陵泉穴**

用平面按揉法按揉下肢阳陵泉穴 30~60 下。

⑤ **丰隆穴**

用面刮法从上向下刮拭丰隆穴 30~60 下。

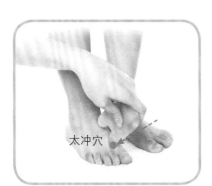

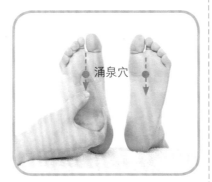

⑥ **太冲穴**

用垂直按揉法按揉双侧太冲穴各 30~60 下。

⑦ **涌泉穴**

用角刮法刮拭双侧足底涌泉穴各 30~60 下。

小儿常见病

百日咳

百日咳是一种阵发性、痉挛性咳嗽，咳嗽后有特殊的、像鸡鸣一样的吸气声，它是小儿常见的呼吸道传染病之一。

张秀勤精准刮痧

分型	症状特点	刮痧手法	按证候、选穴位、配技法
虚 **肺气虚**	肺气不足，咳嗽，气短，疲惫乏力，怕冷，自汗	补法刮拭，不追求出痧	加按摩合谷穴
热 **肺内热盛**	痰黄质脓，不易咳出，可伴有发热、咽痛、口干喜饮、大便秘结、小便短赤	按压力适中、速度慢的手法刮拭	加按揉尺泽穴、丰隆穴

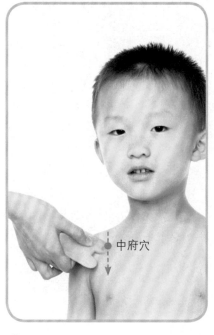

中府穴

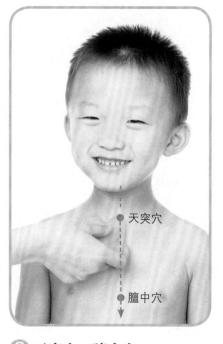

天突穴

膻中穴

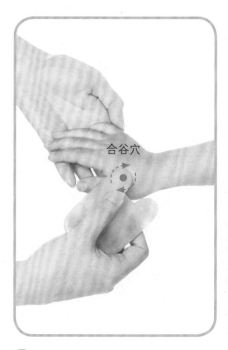

合谷穴

① 中府穴
用单角刮法从上向下刮拭中府穴30~60下。

② 天突穴、膻中穴
用单角刮法从上向下刮拭天突穴至膻中穴30~60下。

③ 合谷穴
用平面按揉法按揉双侧合谷穴各30~60下。

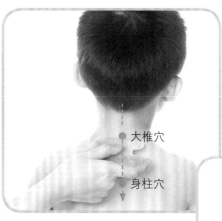

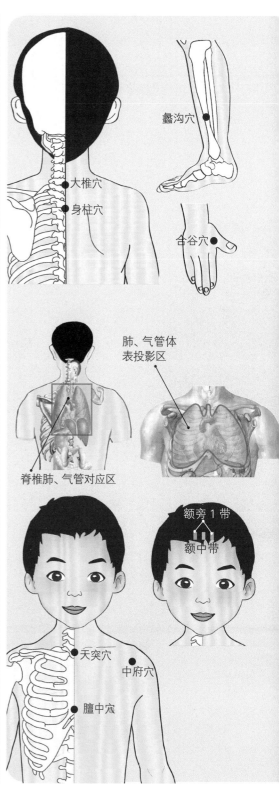

4 大椎穴、身柱穴

用面刮法从上向下刮拭大椎穴至身柱穴 30~60 下。

5 蠡沟穴

用面刮法从上向下刮拭蠡沟穴 30~60 下。

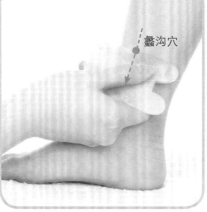

6 头部全息穴区

用厉刮法刮拭头部额中带、双侧额旁 1 带各 30~60 下。

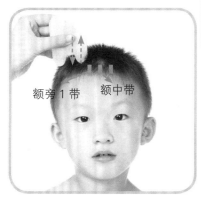

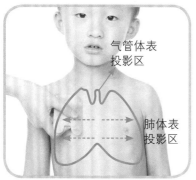

7 肺、气管体表投影区

用平刮法从内向外刮拭胸部肺、气管体表投影区 30~60 下。

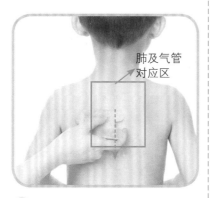

8 脊椎肺、气管对应区

用面刮法和单角刮法刮拭脊椎肺、气管对应区 30~60 下。

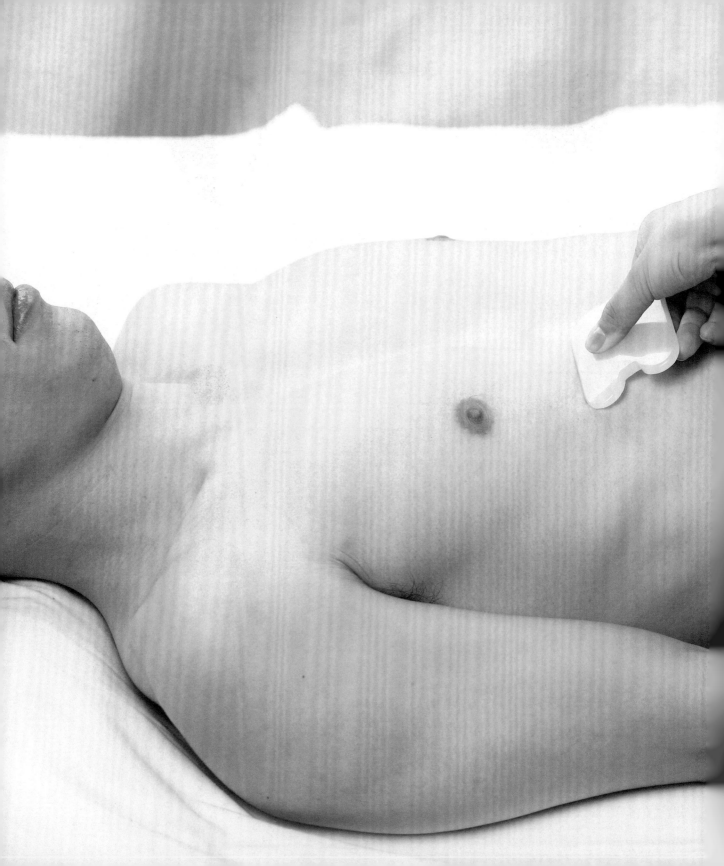

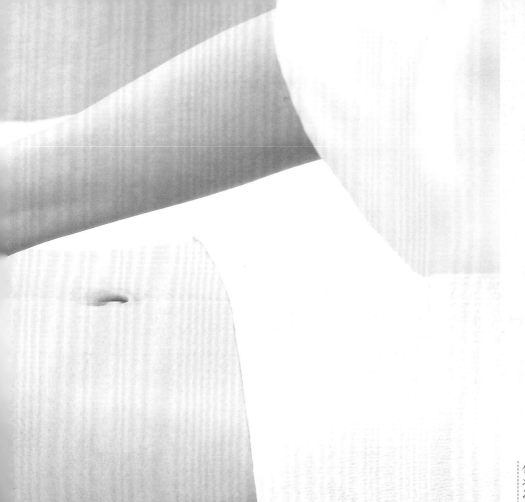

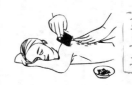

第五章

精准刮痧

保养脏腑

以心肝脾肺肾为五脏，一脏一腑两两相配，并和所联属的形体官窍联系成五脏系统。五脏系统不但是内脏的总称，通过经络的联署还概括了全身各组织器官的所有功能活动，包括精神情志。因此做好脏腑的保健刮痧，可以激发和保持全身良好的调节机制，防病保健，延缓衰老。每个人都可以根据自己的身体状况，选择自己功能较弱的脏腑进行重点保健。

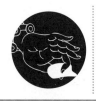

心和小肠的刮痧保健

中医认为，心主神志、主血脉，和小肠相表里。心影响着人体心脑血管、脑神经和循环系统的功能。心和小肠的刮痧保健法可以激发和维护心脑血管和脑神经的活力，推动全身气血的运行和增强小肠的消化吸收功能，使血脉通畅，心和小肠自调机能正常。

张教授小贴士

心脏与小肠的刮痧保健比较适合阴虚体质[①] 和血瘀体质。阴虚体质者体内环境偏热，刮痧时在清虚热的同时要起到滋阴的作用，可以在刮本节穴位基础上再结合肾经上的穴位一同刮拭。血瘀体质者体内血液流通不畅，和心的动力不足有关，因此可刮拭本节穴位激发心阳，再结合益气、养血、活血的血海穴、太溪穴、足三里穴等一同刮拭。

以下四肢、胸腹部经穴和全息穴区可每天隔衣刮拭，背部 2 周或每月涂刮痧油刮拭一次。遇到有疼痛或结节处须重点刮拭。

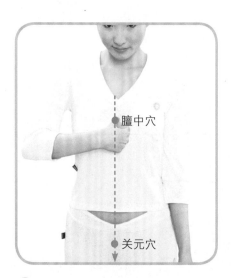

1 膻中穴、关元穴

用角刮法自上而下隔衣缓慢刮拭膻中穴至关元穴 30~60 下。

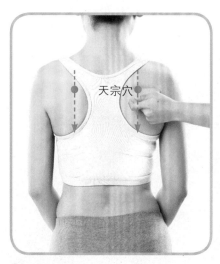

2 天宗穴

用面刮法从上向下刮拭背部双侧天宗穴各 30~60 下。

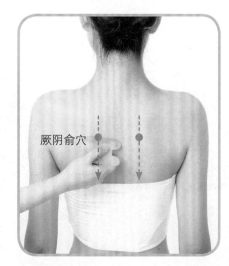

3 厥阴俞穴

用面刮法从上向下刮拭双侧厥阴俞穴各 30~60 下。

①：判断体质的方法详见第214页。

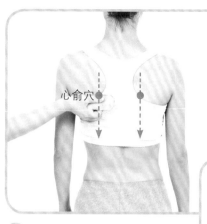

心俞穴

④ 心俞穴

用面刮法从上向下刮拭双侧心俞穴各30~60下。（本图仅为示意，刮时不隔衣）

⑤ 小肠俞穴

用面刮法从内向外刮拭双侧小肠俞穴各30~60下。（本图仅为示意，刮时不隔衣）

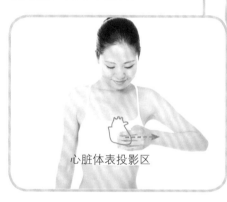
心脏体表投影区

小肠俞穴

⑥ 心脏体表投影区

用平刮法沿肋骨走向从内向外隔衣刮拭心脏体表投影区30~60下。（不要刮拭乳头）

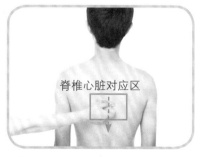
脊椎心脏对应区

⑦ 脊椎心脏对应区

分别用双角刮法和面刮法从上向下刮拭脊椎心脏对应区30~60下。

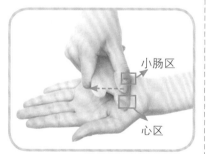
小肠区

心区

⑧ 手掌心区、小肠区

用面刮法从上向下刮拭手掌心区、小肠区各30~60下。

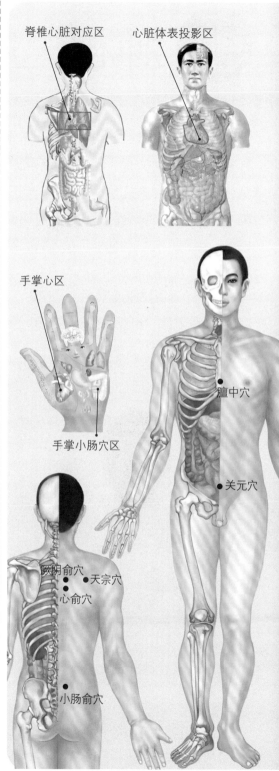

脊椎心脏对应区　　心脏体表投影区

手掌心区

手掌小肠穴区

膻中穴

关元穴

厥阴俞穴　　天宗穴

心俞穴

小肠俞穴

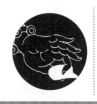

肺和大肠的刮痧保健

中医认为，肺主气、司呼吸、通调水道，与大肠相表里。肺主呼吸系统和全身之气，与水液代谢、大小便通畅有关。肺和大肠的保健刮痧可以激发和维护呼吸系统活力，有利于全身各脏腑器官的功能活动和增强大肠排泄功能，使二便通畅，肺和大肠自调机能正常。

张教授小贴士

肺和大肠的刮痧保健比较适合特禀体质、气虚体质和痰湿体质。特禀体质者中的体内环境偏热者，可刮拭此节穴位，此外还要调理肝脏，可选肝俞穴进行刮拭。气虚体质者多肺气不足，可以选择本节穴位采用补法刮拭。痰湿体质者体内环境偏热，可以先用拔罐法除水湿，再用刮痧法除热，刮痧的穴位可在本节穴位基础上再加脾俞穴、肾俞穴来补肾纳气、健脾化痰。

以下四肢、胸腹部经穴和全息穴区可每天隔衣刮拭，背部 2 周或每月涂刮痧油刮拭一次。遇到有疼痛或结节处须重点刮拭。

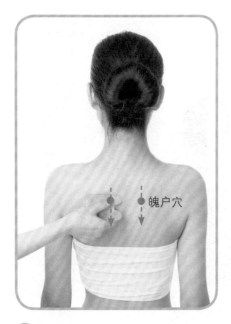

① 魄户穴
用面刮法从上向下刮拭两侧魄户穴各 30~60 下。

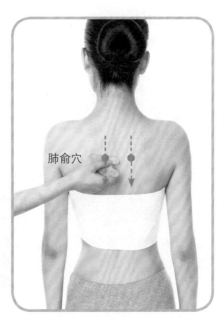

② 肺俞穴
用面刮法从上向下刮拭双侧肺俞穴各 30~60 下。

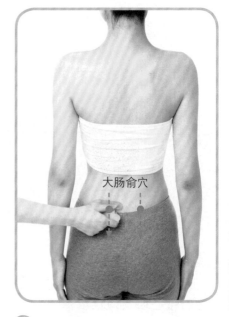

③ 大肠俞穴
用面刮法从上向下刮拭双侧大肠俞穴各 30~60 下。

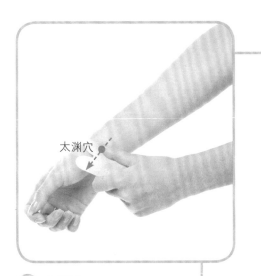

④ 太渊穴

用面刮法从上向下刮拭太
渊穴 30~60 下。

⑤ 列缺穴

用面刮法从上向下刮拭列
缺穴 30~60 下。

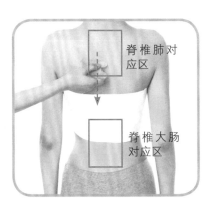

⑥ 脊椎肺、大肠对应区

用面刮法和双角刮法从上向下刮
拭脊椎肺对应区、脊椎大肠对应
区各 30~60 下。

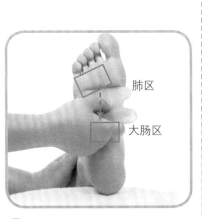

⑦ 足底肺、大肠全息穴区

用面刮法或平面按揉法刮拭足底
肺、大肠全息穴区各 30~60 下。

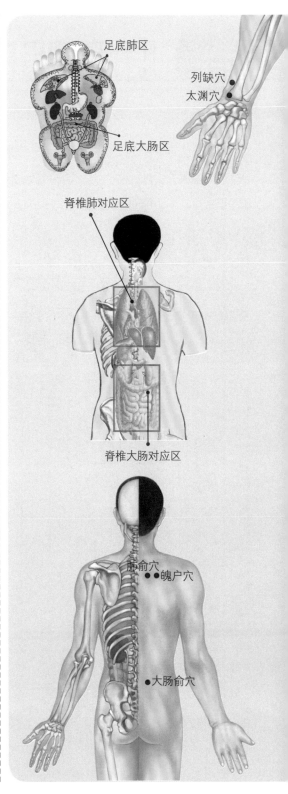

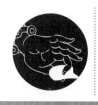

肝和胆的刮痧保健

中医认为，肝主疏泄、主藏血、主筋，肝与胆相表里。肝主全身之气的调畅和血液的调节。肝胆的刮痧保健法可以调畅气机运行和情志活动，促进消化，有利于全身各脏腑器官的血液运行、营养供应。

以下四肢、胸腹部经穴和全息穴区可每天隔衣刮拭，背部2周或每月涂刮痧油刮拭一次。遇到有疼痛或结节处须重点刮拭。

张教授小贴士

肝和胆的刮痧保健比较适合湿热体质、气郁体质、特禀体质及血瘀体质。湿热体质者肝胆疏泄失常，不仅无法疏泄湿热，还会使气机郁结生热，进而影响脾胃功能，因此要先拔罐祛湿，再刮痧泄热。气郁体质者首选刮痧，重点刮拭郁结部位循行的肝胆经脉。特禀体质者一般肝脏气血不足，导致肝风内动，出现过敏，可刮拭本节穴位调理肝脏，以调畅气血，恢复平衡。

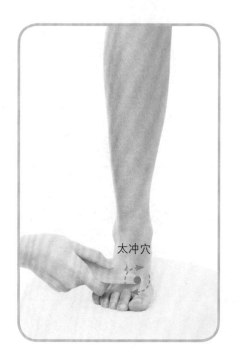

太冲穴

① 太冲穴
用平面按揉法按揉太冲穴30~60下。

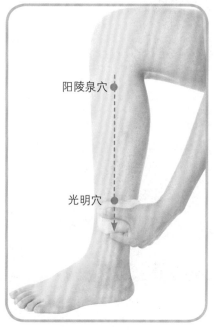

阳陵泉穴

光明穴

② 光明穴
用面刮法从上向下刮拭阳陵泉穴至光明穴30~60下。

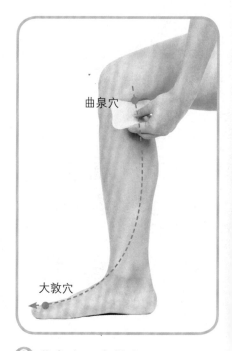

曲泉穴

大敦穴

③ 曲泉穴、大敦穴
用面刮法从上向下刮拭曲泉穴至大敦穴30~60下。

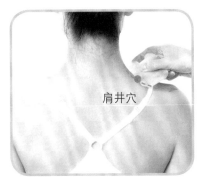

④ 肩井穴

用面刮法从上向下刮拭肩井穴
30~60 下。

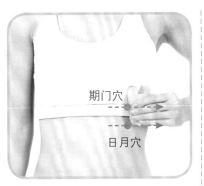

⑤ 期门穴、日月穴

用平刮法分别从内向外隔衣刮拭
期门穴、日月穴各 30~60 下。

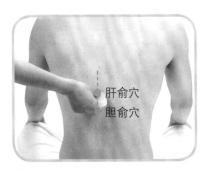

⑥ 肝俞穴、胆俞穴

用面刮法从上向下刮拭肝俞穴至
胆俞穴 30~60 下。

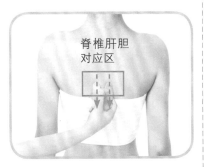

⑦ 脊椎肝胆对应区

分别用双角刮法和面刮法从
上向下刮拭脊椎肝胆对应区
30~60 下。

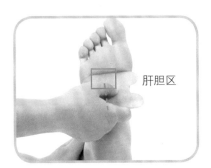

⑧ 足底肝胆全息穴区

用面刮法或平面按揉法刮拭足底
肝胆全息穴区 30~60 下。

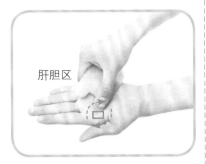

⑨ 手掌肝胆全息穴区

用面刮法或平面按揉法刮拭手掌
肝胆全息穴区 30~60 下。

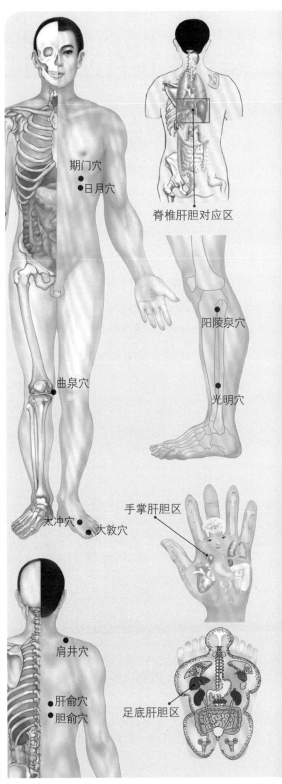

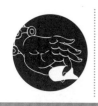

脾和胃的刮痧保健

中医认为，脾胃为后天之本。脾主运化、主升清、主统血、主肌肉。脾主食物的消化吸收及运输，化生血液、津液，并维持血液在血脉中的运行，为肌肉供给能量，维持人体内脏位置的相对恒定。脾和胃的保健刮痧法可以健脾养胃，有利于激发脾胃的各项生理功能和自调机能。

张教授小贴士

脾和胃的刮痧保健比较适合阳虚体质、气虚体质、痰湿体质和湿热体质。阳虚体质者一般脾胃弱，体内寒凉，难以消化吸收食物进而转化为能量，因此可以选择本节穴位进行补法刮痧。气虚体质者脾胃功能差，可通过刮痧本节穴位来提高脾胃功能。痰湿体质和湿热体质中的湿邪皆与脾有关，脾虚无法运化水液，生湿，进而影响胃的功能，因此这两种体质者可刮痧本节穴位来强健脾胃。

以下四肢、胸腹部经穴和全息穴区可每天隔衣刮拭，背部 2 周或每月涂油刮拭一次。遇到有疼痛或结节处须重点刮拭。

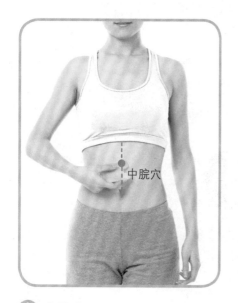

① 中脘穴

用面刮法从上向下刮拭中脘穴 30~60 下。

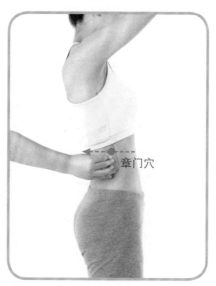

② 章门穴

用面刮法从前向后刮拭章门穴 30~60 下。

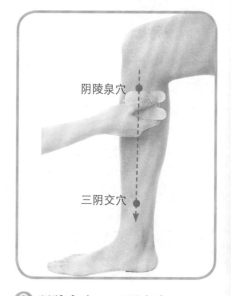

③ 阴陵泉穴、三阴交穴

用面刮法从上向下刮拭阴陵泉穴至三阴交穴 30~60 下。

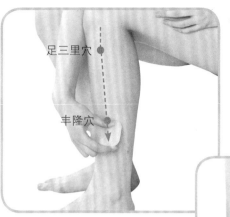

4 足三里穴、丰隆穴

用面刮法从上向下刮拭足三里穴至丰隆穴 30~60 下。

5 脾俞穴、肾俞穴

用面刮法从上向下刮拭脾俞穴至肾俞穴 30~60 下。

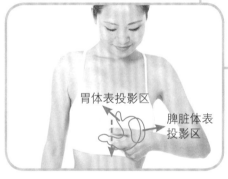

6 脾脏、胃体表投影区

用面刮法从上向下刮拭脾脏、胃体表投影区 30~60 下。

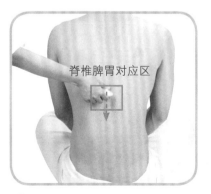

7 脊椎脾胃对应区

用双角刮法和面刮法从上向下刮拭脊椎脾胃对应区 30~60 下。

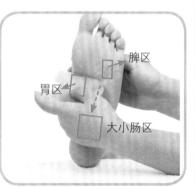

8 足底脾胃、大小肠区

用面刮法或平面按揉法刮拭足底部脾胃区、大小肠区各 30~60 下。

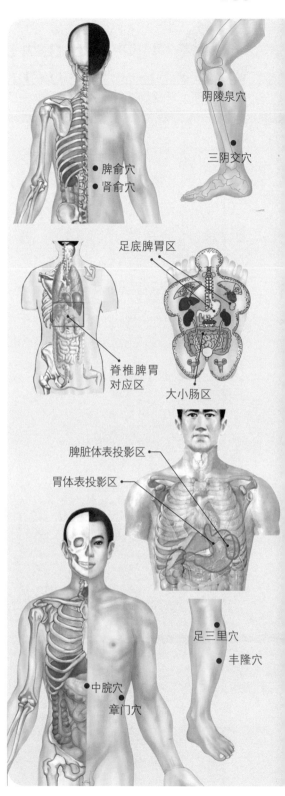

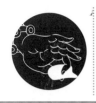

肾和膀胱的刮痧保健

中医认为，肾为先天之本，与膀胱相表里。肾藏精，主生长、发育和生殖，主吸气的深度，主水液代谢，主骨生髓，通于脑。肾是全身阳气的大本营，肾阳维持全身各项生理活动，并化生肾阴，滋养全身。肾和膀胱的刮痧保健法可以激发和维护肾和膀胱的活力，有利于全身各脏腑器官的功能活动，延缓衰老进程。

张教授小贴士

肾和膀胱的刮痧保健比较适合阳虚体质、阴虚体质、血瘀体质及特禀体质。肾是阳气的发源地和储存阳气的大本营，而且人体化生阴液的能力也是由肾决定的，因此阳虚体质者、阴虚体质者都可用补法刮拭本节穴位。血瘀体质者一般内环境寒凉，阳气不足，可选择刮拭本节穴位通络化瘀，再用艾灸疗法温补肾阳。体内偏虚寒的特禀体质者用补法刮拭本节穴位增补阳气。

以下四肢、胸腹部经穴可每天隔衣刮拭，背部经穴 2 周或每月刮拭一次。遇到有疼痛或结节处须重点刮拭。

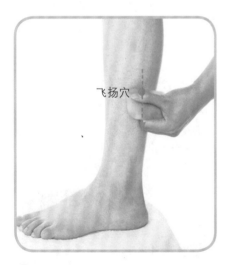

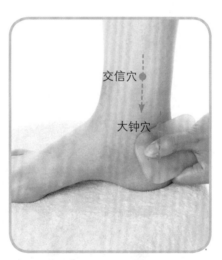

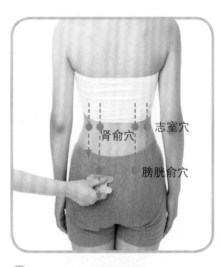

 ❶ 飞扬穴
用面刮法从上向下刮拭飞扬穴 30~60 下。

❷ 大钟穴
用面刮法从上向下分别刮拭交信穴、大钟穴各 30~60 下。

❸ 肾俞穴、膀胱俞穴、志室穴
用面刮法从上向下隔衣刮拭双侧肾俞穴至膀胱俞穴各 30~60 下，再用面刮法从上向下隔衣刮拭双侧志室穴各 30~60 下。

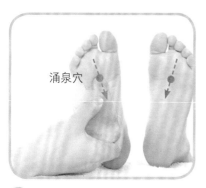

④ 涌泉穴

用角刮法刮拭双侧涌泉穴各
30~60 下。

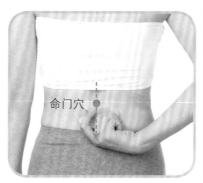

⑤ 命门穴

用面刮法从上向下刮拭命门穴
30~60 下。

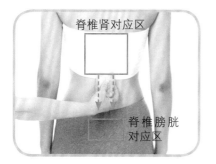

⑥ 脊椎肾、膀胱对应区

用面刮法和双角刮法从上向下隔
衣刮拭脊椎肾、膀胱对应区各
30~60 下。

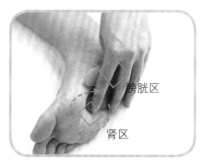

⑦ 足底肾、膀胱全息穴区

用平面按揉法或角刮法刮拭足底
部肾、膀胱全息穴区各 30~60 下。

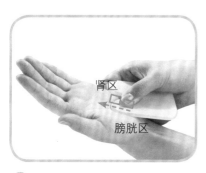

⑧ 手掌肾、膀胱全息穴区

用面刮法或平面按揉法刮拭手掌
肾、膀胱全息穴区各 30~60 下。

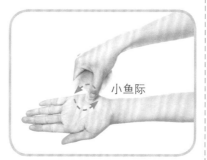

⑨ 手掌小鱼际

用平面按揉法按揉手掌小鱼际
30~60 下。

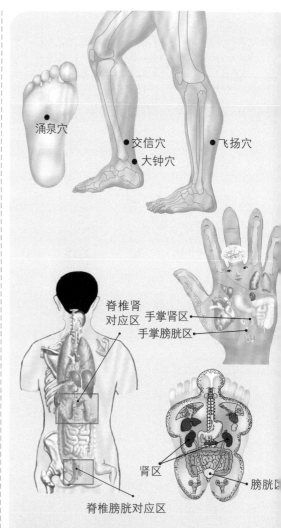

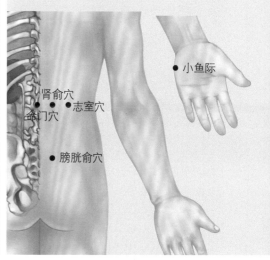

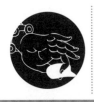

性功能刮痧保健

中医认为，人的生育功能、性功能正常与否，肾气的盛衰起决定作用，而肾精的排放受肝的调节与控制，因此性功能保健主要是肾和肝的保健。

以下四肢、胸腹部经穴可每天隔衣刮拭，背部经穴2周或每月刮拭一次。遇到有疼痛或结节处须重点刮拭。

张教授小贴士

性功能刮痧保健比较适合阳虚体质、阴虚体质、血瘀体质、湿热体质、气郁体质。肾主性、生殖和藏精，肾阳、肾阴充足，人的性功能才能正常进行，所以阳虚体质者、阴虚体质者可根据本节穴位刮痧保健性功能。血的运行要靠气的推动，气的顺利运行又有赖于肝，若肝气郁结不能疏泄，男子表现为性欲低下、阳痿等；女子表现为性欲淡漠、月经不调等；所以气郁体质者、湿热体质者、血瘀体质者要注意调畅肝，可用本节穴位再加肝经上的穴位一同进行刮痧。

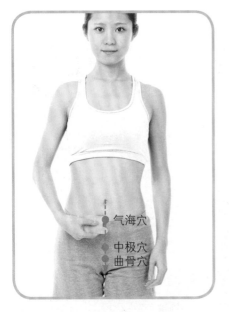

气海穴
中极穴
曲骨穴

① 气海穴、中极穴、曲骨穴

用面刮法从上向下刮拭气海穴、中极穴至曲骨穴30~60下。

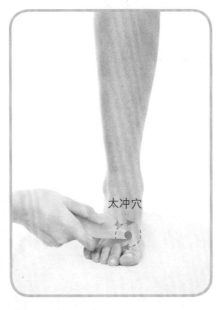

太冲穴

② 太冲穴

用平面按揉法按揉太冲穴30~60下。

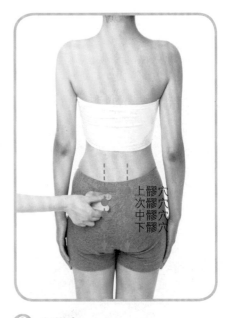

上髎穴
次髎穴
中髎穴
下髎穴

③ 八髎穴

用面刮法从上向下隔衣刮拭双侧八髎穴①各30~60下。

---

①：双侧上髎穴、次髎穴、中髎穴、下髎穴共8个穴位，统称八髎穴。

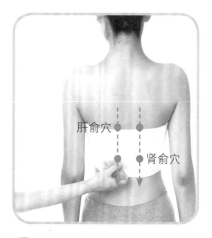

④ 肾俞穴

用面刮法分别从上向下刮拭双侧肝俞穴、双侧肾俞穴各 30~60 下。

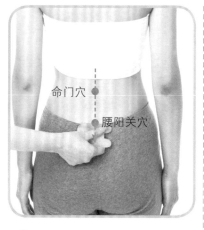

⑤ 命门穴、腰阳关穴

用面刮法从上向下隔衣刮拭命门穴至腰阳关穴 30~60 下。

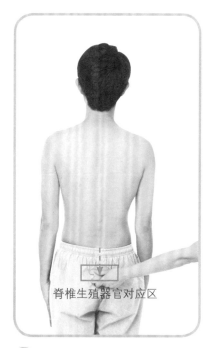

⑥ 脊椎生殖器官对应区

用面刮法和双角刮法从上向下隔衣刮拭脊椎生殖器官对应区 30~60 下。

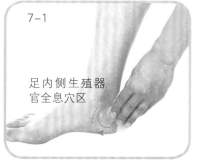

7–1

足内侧生殖器官全息穴区

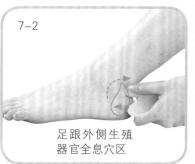

7–2

足跟外侧生殖器官全息穴区

⑦ 足跟内、外侧生殖器官全息穴区

用平面按揉法按揉足跟内、外侧生殖器官全息穴区各 30~60 下。

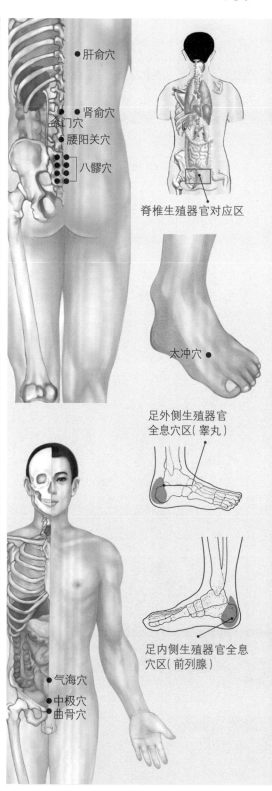

肝俞穴

肾俞穴

命门穴

腰阳关穴

八髎穴

脊椎生殖器官对应区

太冲穴

足外侧生殖器官全息穴区（睾丸）

足内侧生殖器官全息穴区（前列腺）

气海穴

中极穴

曲骨穴

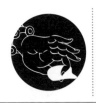

乳房刮痧保健

乳房发育不良及内分泌失调导致的各种乳腺疾病，中医认为与先天遗传因素，脾胃功能低下致脾虚不运、痰湿内生，情志不舒致肝气郁结，气滞血瘀有密切关系。乳房保健刮痧法有促进乳房发育，预防乳腺疾病的作用。

张教授小贴士

乳房的刮痧保健比较适合气郁体质和血瘀体质。肝郁气滞、气滞血瘀是导致乳房出现问题的主要原因，而疏肝解郁、行气化瘀可优选刮痧方法。肾是先天的气血生化之地，脾胃是后天气血生化之源，所以乳房保健也离不开肾和脾胃的保养，可选择本节穴位加肾俞穴、脾俞穴、胃俞穴等一同刮痧，有助于全身气血生成和运行。

以下四肢、胸腹部经穴可每天隔衣刮拭，背部经穴 2 周或每月刮拭一次。遇到有疼痛或结节处须重点刮拭。

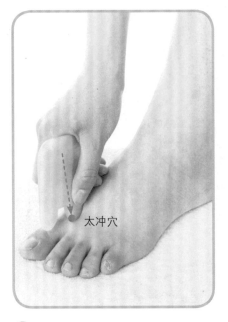

❶ 太冲穴
用垂直按揉法按揉太冲穴
30~60 下。

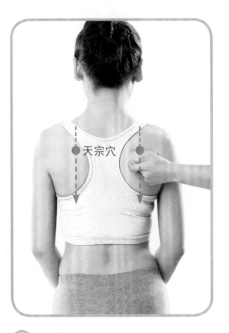

❷ 天宗穴
用面刮法从上向下刮拭双侧天宗穴
各 30~60 下。

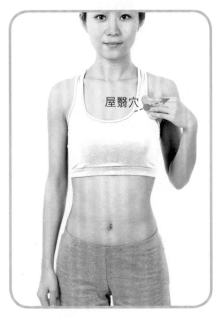

❸ 屋翳穴
用平刮法从内向外隔衣刮拭屋翳穴
30~60 下。

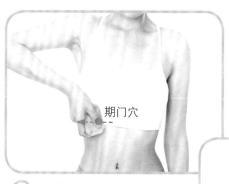

期门穴

④ 期门穴

用面刮法从内向外刮拭期门穴 30~60 下。

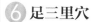

血海穴

⑤ 血海穴

用面刮法从上向下刮拭血海穴 30~60 下。

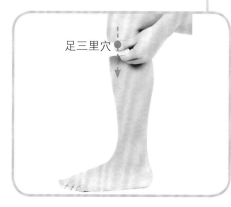

足三里穴

⑥ 足三里穴

用面刮法从上向下刮拭足三里穴 30~60 下。

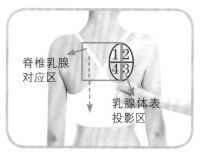

脊椎乳腺对应区

乳腺体表投影区

⑦ 乳腺体表投影区、脊椎乳腺对应区

用面刮法从上向下刮拭背部乳腺体表投影区 30~60 下（四部分分别刮拭），并用面刮法和双角刮法刮拭与乳房水平段平行的脊椎乳腺对应区 30~60 下。

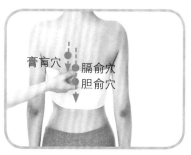

膏肓穴　膈俞穴　胆俞穴

⑧ 膈俞穴、胆俞穴、膏肓穴

用面刮法从上向下刮拭膈俞穴至胆俞穴 30~60 下，再用面刮法从上向下刮拭膏肓穴 30~60 下。

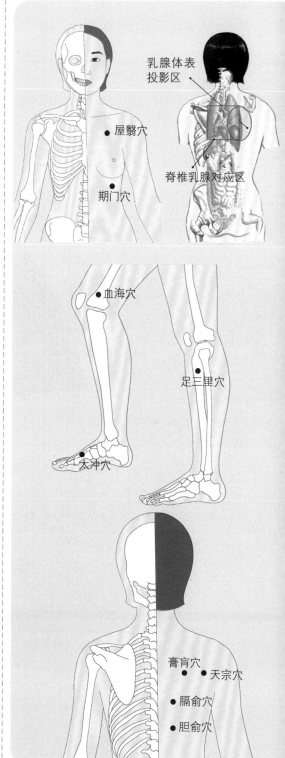

乳腺体表投影区

屋翳穴

期门穴

脊椎乳腺对应区

血海穴

足三里穴

太冲穴

膏肓穴　天宗穴

膈俞穴

胆俞穴

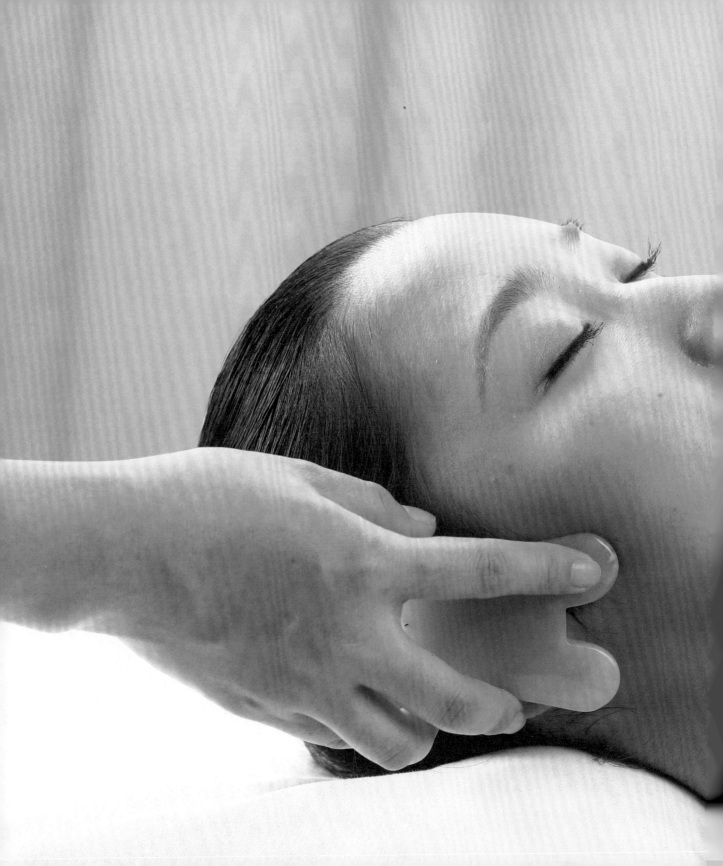

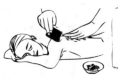

第六章

面部美容

精准刮痧

▶ 面部是脏腑的一面镜子，每个人长皱纹、斑、痘的部位都不太一样。从中医理论看，面部不同部位的皮肤，属于不同的经络和脏腑器官管辖，面部肌肤出现问题是亚健康的反映。张秀勤面部美容刮痧的特点是面部不出痧而通经络，具有微整形般效果的面部刮痧与有针对性的身体刮痧技术相结合，实现健康与美丽兼得之效。

不留痧痕的面部美容刮痧要点

面部刮痧属于精细刮痧术，面部美容刮痧要使用专用的美容刮痧板，其边缘、角部能与面部各部位完美契合，实现对经穴的有效刺激，又能体感舒适。在刮拭前必须先涂抹有润滑作用的专用美容刮痧介质，如美容刮痧乳，保护皮肤。此外，使用不留痧痕的面部美容刮痧术前还需掌握以下要点。

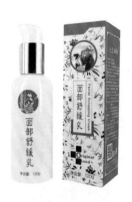

美容刮痧乳

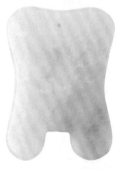

面部美容刮痧板

刮拭速度慢

面部刮痧速度缓慢，一呼一吸之间刮拭 2~3 下为宜。

刮拭角度小

角度小是指刮拭时刮痧板边缘与皮肤之间形成的夹角要小于 15°，当刮痧板平面完全接触皮肤时，夹角甚至为 0°。（眼部睛明穴除外）

刮痧板接触皮肤面积大

面积是指刮拭时刮痧板平面与皮肤接触的面积。面部美容刮痧板平面应保持 2/3 的面积接触皮肤，滑动刮拭。（眼部睛明穴除外）

区分刮拭力度

刮痧保养面部皮肤和舒缓细小皱纹时，按压力要到达表皮之下，肌肉之上的皮下软组织层；刮痧诊断、寻找和消除阳性反应及刮痧提升瘦脸时，按压力应到达表皮之内，骨骼之上的肌肉深部。

刮拭距离短

面部为五官所居，骨骼形态复杂，须顺应骨骼形态滑动刮拭，刮拭距离长短不一，一般以厘米为度，在眼周甚至是以毫米计算刮拭长度。

刮拭时间与间隔

面部皮肤保养刮痧时，一般面部的每个部位刮拭 15~20 下，每周可刮拭 1~2 次。敏感性皮肤、肌肉松弛、弹性差、年老者适当减少。

针对某个问题，单独对某一个部位，如眼周、额头或口周进行祛斑、减皱等针对性治疗刮拭时，可以只刮拭特定的局部，每次刮拭 10~15 下，每天刮拭 1 次。

刮拭有顺序

面部刮痧共分为六区：额头区、眼周区、面颊区、口周区、鼻区、下颌区。分别依次从面中部向外上方刮拭。

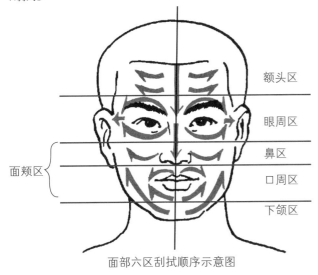

面部六区刮拭顺序示意图

额头区

眼周区

面颊区

鼻区

口周区

下颌区

看图辨面部肌肤问题原因

中医认为"脏藏于内，而形于外"，根据生物全息理论，面部是人体的全息缩影，面部的全息分布像一个伸臂、分腿站立的人形（见面部全息穴区示意图）。

经络连接脏腑，运送气血、津液。面部共有九条经络循行（见面部循行经络示意图），通过阴阳经脉的表里联络关系和奇经八脉、十五别络的络属联系，与五脏相连的阴经也间接反应于面部。因此面部不同部位的皮肤营养供应属于不同的经络和脏腑器官管辖。

面色是否正常、滋润有光泽，及色斑、痤疮发生的部位，都与经络、脏腑有着密切的关系，直接反映了皮肤问题对应经络、脏腑器官的生命活力和健康状况。

观察面部色泽异常、出现斑、痘或皱纹的部位，可以了解面部皮肤问题发生的原因。面部皮肤问题的表现可以提示体内经络、脏腑失调的阴阳、寒热虚实性质。因此面部刮痧美容，除了刮拭面部，还要观察面部问题所在部位循行的经脉或对应的脏腑器官全息穴区，刮拭调理身体上相对应的亚健康脏腑器官，才能达到巩固面部刮痧美容的效果。

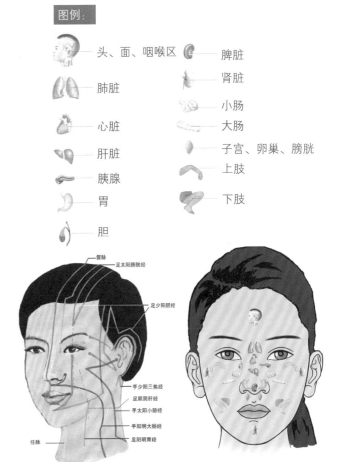

图例：

头、面、咽喉区　　脾脏

肺脏　　肾脏

心脏　　小肠

肝脏　　大肠

胰腺　　子宫、卵巢、膀胱

胃　　上肢

胆　　下肢

面部循行经络示意图　　面部全息穴区示意图

面部皱纹

皱纹是皮肤老化的表现，随着年龄的增长，都会出现皱纹。然而每个人出现的第一道皱纹部位都不一样，皱纹的深浅也有差别。从中医理论看皱纹，面部不同部位的皮肤属于不同的经络和脏腑器官管辖。面部皱纹是内在脏腑器官气血不足的外相。皱纹出现的部位及深浅提示脏腑气血不足的部位和程度，因此舒缓不同部位的皱纹，身体刮痧的部位也不相同。

张秀勤精准刮痧

分型	症状特点	刮拭重点部位、手法	按证候、配技法、选穴位
心肺两虚	眉眼间皱纹早现，伴气短乏力、心悸	面部皱纹处、心区、肺区，肺俞穴、心俞穴、百会穴，补法刮拭	加按揉印堂穴，手部心区、肺区
肝胆气虚	鱼尾纹、额头两侧皱纹早现，伴失眠、乏力	面部皱纹处、瞳子髎穴、阳白穴、肝俞穴、胆俞穴，补法刮拭	加按揉瞳子髎穴、阳白穴、太阳穴
肾气虚	额头中部、面部的下肢区皱纹早现，伴腰膝酸软，乏力	面部皱纹处、印堂穴、承浆穴、肾俞穴、涌泉穴，补法刮拭	加按揉印堂穴、承浆穴、涌泉穴

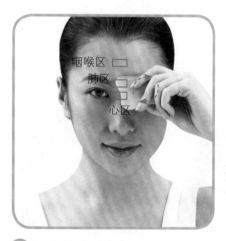

① 面部全息穴区

用平面按揉法按揉咽喉区、肺区、心区各15~20下。

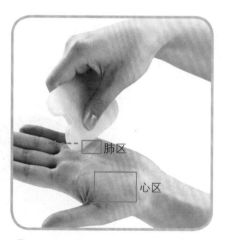

② 手掌全息穴区

用平刮法从上向下刮拭手掌心、肺全息穴区各30~60下。

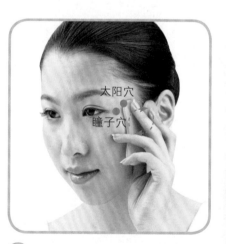

③ 太阳穴、瞳子穴、皱纹部位

用平面按揉法分别按揉外眼角太阳穴、瞳子穴各15~20下，再用揉刮法轻刮皱纹部位。

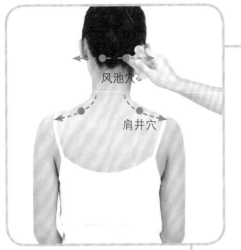

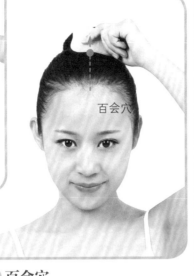

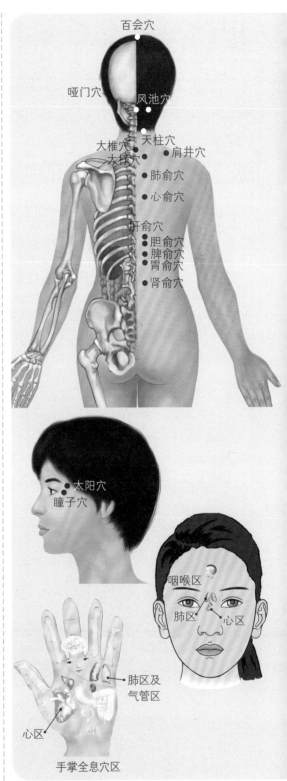

④ 风池穴、肩井穴

用单角刮法从内向外刮拭双侧风池穴各30~60下，再用面刮法从上向下刮拭双侧肩井穴各30~60下。

⑤ 百会穴

先用面刮法从前头发际处刮向头顶部百会穴30~60下，再从百会穴向后刮拭后头部30~60下。

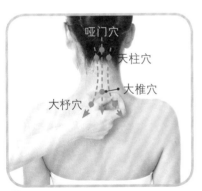

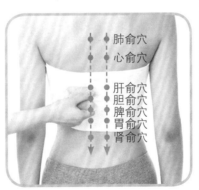

⑥ 哑门穴、大椎穴、天柱穴、大杼穴

用面刮法从哑门穴刮拭至大椎穴30~60下，再刮拭双侧天柱穴至大杼穴各30~60下。

⑦ 肺俞穴、心俞穴、肝俞穴、胆俞穴、脾俞穴、胃俞穴、肾俞穴

用面刮法从上向下分段刮双侧肺俞穴、心俞穴、肝俞穴、胆俞穴、脾俞穴、胃俞穴至肾俞穴各30~60下。

痤疮

　　痤疮，俗称"青春痘"，是一种青年人常见的慢性毛囊、皮脂腺炎症性皮肤病，多发于油性皮肤，多与饮食不节、内分泌紊乱、外受风邪有关。面部痤疮根据不同形态分为丘疹、脓疱型和结节、囊肿型。

张秀勤精准刮痧

分型	症状特点	刮拭重点部位、手法	按证候、选穴位、配技法
丘疹、脓疱型	面色潮红，痤疮局部瘙痒，常伴有食多、口臭、鼻干、口燥、喜冷饮、腹胀、便秘、小便黄，与血热、食积有关	平补平泻法重点刮拭心俞穴、胃俞穴、曲池穴，痧出后即改为补法刮拭	加按揉印堂穴、风池穴、天柱穴，且拔罐心俞穴、胃俞穴
结节、囊肿型	暗红色坚硬结节；硬结型痤疮化脓迟缓、自觉疼痛；融合型结节为多个结节融合于皮肤深部，颜色青紫；囊肿型结节形成兜囊，内含分泌物，按之波动；与体寒、痰瘀阻络有关	平补平泻法重点刮拭脾俞穴、胃俞穴、丰隆穴，痧出后即改为补法刮拭	加艾灸合谷穴、三阴交穴、中脘穴、曲池穴

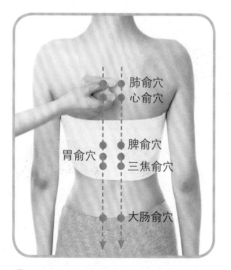

① 肺俞穴、脾俞穴、胃俞穴、三焦俞穴、大肠俞穴

用面刮法从上向下分段刮拭双侧肺俞穴、心俞穴、脾俞穴、胃俞穴、三焦俞穴至大肠俞穴各 30~60 下。（本图仅为示意，刮时不隔衣）

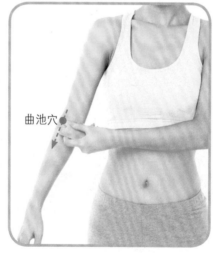

② 曲池穴

用面刮法从上向下刮拭上肢曲池穴30~60 下。

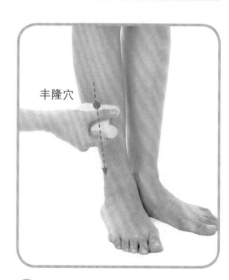

③ 丰隆穴

用面刮法从上向下刮拭下肢丰隆穴30~60 下。

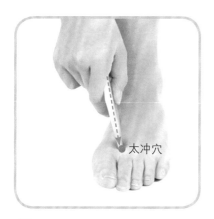

4 太冲穴

用垂直按揉法按揉足部太冲穴 30~60 下。

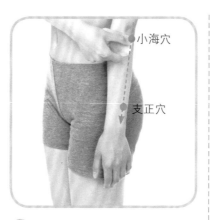

5 小海穴、支正穴

用面刮法从上向下刮拭上肢小海穴至支正穴 30~60 下。

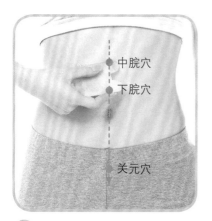

6 中脘穴、下脘穴、关元穴

用面刮法从上向下刮拭中脘穴、下脘穴至关元穴 30~60 下。（本图仅为示意，刮时不隔衣）

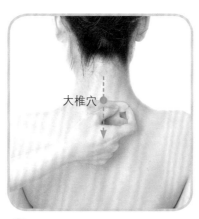

7 大椎穴

用面刮法从上向下刮拭大椎穴 30~60 下。

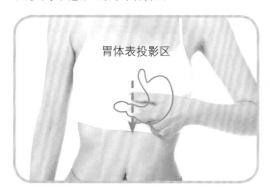

8 胃体表投影区

用面刮法从上向下刮拭胃体表投影区 30~60 下。（本图仅为示意，刮时不隔衣）

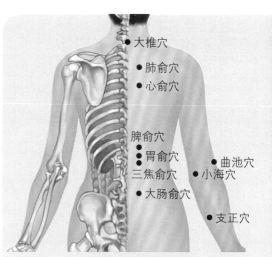

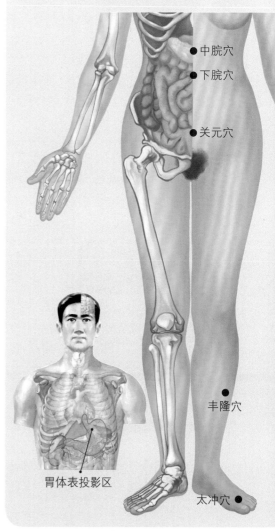

黄褐斑

黄褐斑是发生于面部的一种色素沉着性皮肤病。每个人发生黄褐斑所在的经络和脏腑器官全息穴区部位不同，提示面部黄褐斑发生的原因各不相同，因此会有不同的刮痧部位。

张秀勤精准刮痧

分型	症状特点	刮拭重点部位、手法	按证候、配技法、选穴位
肝郁气滞	面色青黄，少光泽，黄褐斑多在额头两侧、外眼角、面部的上肢区、鼻中部；伴情志不舒、郁闷、急躁、乳房胀痛、胁肋胀满、嗳气，矢气则舒	重点刮拭太阳穴、阳白穴、面部的上肢区、黄褐斑处、肝俞穴、胆俞穴、太冲穴、肝胆体表投影区处，查找阳性反应，平补平泻法刮拭	加按揉太阳穴、阳白穴、瞳子髎穴、太冲穴
脾虚	面色萎黄，少光泽，黄褐斑多在两颧部、口角；肌肤松弛，伴有神疲乏力，食欲欠佳，食后胀满，大便稀，月经量多或淋漓不净	重点刮拭颧髎穴、承泣穴、四白穴、地仓穴、黄褐斑处、脾俞穴、胃俞穴、脊椎脾胃对应区、膻中穴、血海穴、足三里穴，补法刮拭	加按揉印堂穴、颧髎穴、承泣穴、四白穴、地仓穴、足三里穴、阴陵泉穴、膻中穴
肾虚	面色晦暗，少光泽，黄褐斑多在两颧外上方、口唇上下、面颊的下肢区、下颌处	重点刮拭太阳穴、印堂穴、口唇上下、黄褐斑处、肾俞穴	加按揉面部肾区、太阳穴、印堂穴、足三里穴、肾俞穴、涌泉穴

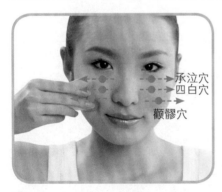

① 色斑部位、颧髎穴、承泣穴、四白穴

用推刮法从内向外上方刮拭色斑部位以及颧髎穴、承泣穴、四白穴各15~20 下。

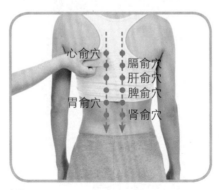

② 心俞穴、膈俞穴、肝俞穴、脾俞穴、胃俞穴、肾俞穴

用面刮法从上向下刮拭心俞穴、膈俞穴、肝俞穴、脾俞穴、胃俞穴至肾俞穴各 30~60 下。

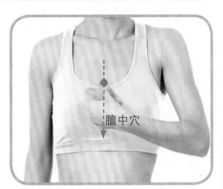

③ 膻中穴

用单角刮法从上向下隔衣刮拭膻中穴 30~60 下。

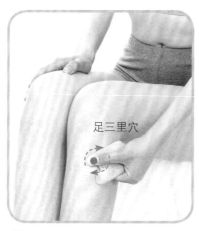

④ 足三里穴

用平面按揉法按揉足三里穴30~60下。

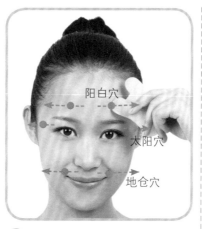

⑤ 阳白穴、太阳穴、地仓穴

用推刮法从内向外分别刮拭阳白穴、太阳穴、地仓穴各15~20下。

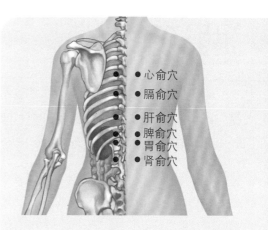

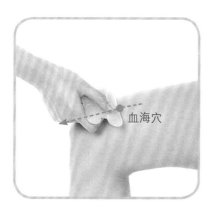

⑥ 血海穴

用面刮法从上向下刮拭下肢血海穴30~60下。

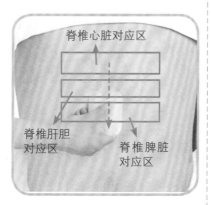

⑦ 脊椎心脏、脾脏、肝胆对应区

用双角刮法从上向下刮拭脊椎心脏、脾脏、肝胆对应区各30~60下。

⑧ 心脏、脾脏、肝胆体表投影区

用平刮法分别从内向外刮拭心脏、脾脏、肝胆体表投影区各30~60下。

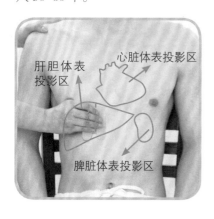

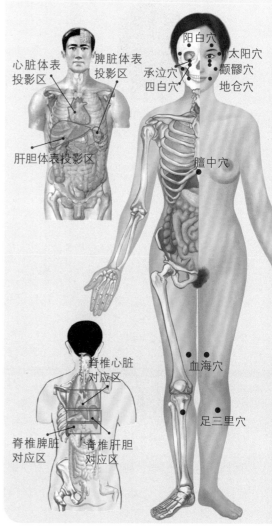

酒渣鼻

酒渣鼻又名酒渣性痤疮、玫瑰痤疮，中医称为酒渣鼻，系血管运动神经失调的慢性皮肤病。损害特点为鼻部、两颊、前额及颏部弥漫性皮肤潮红，伴发丘疹、脓疱及毛细血管扩张。嗜酒、喜食辛辣刺激性食物、胃肠功能紊乱、内分泌障碍或螨虫感染等可诱发此病。

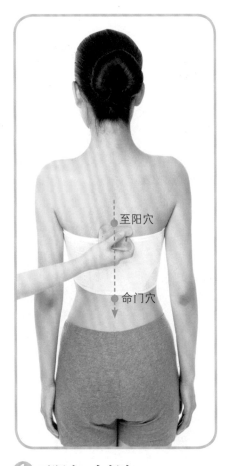 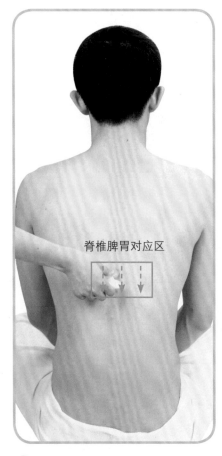 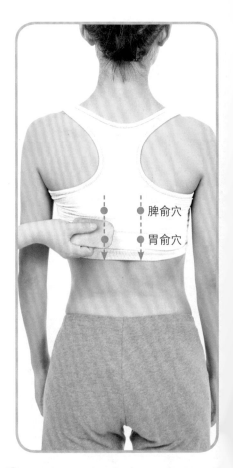

① 至阳穴、命门穴

用面刮法从上向下刮拭至阳穴至命门穴 30~60 下。（本图仅为示意，刮时不隔衣）

② 脊椎脾胃对应区

用面刮法和双角刮法从上向下刮拭脊椎脾胃对应区 30~60 下。

③ 脾俞穴、胃俞穴

用面刮法从上向下刮拭背部双侧膀胱经脾俞穴至胃俞穴各 30~60 下。（本图仅为示意，刮时不隔衣）

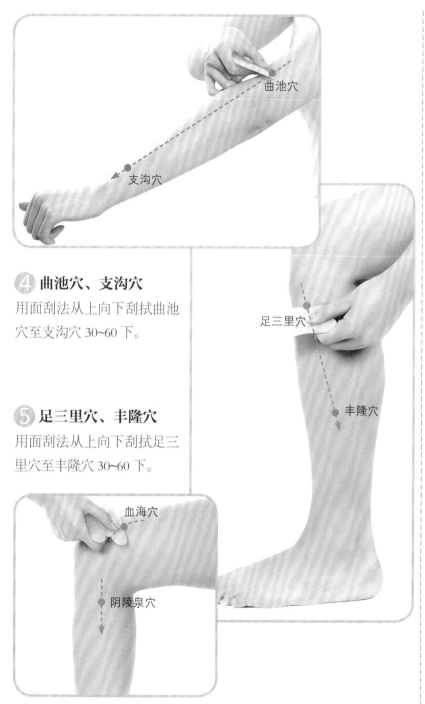

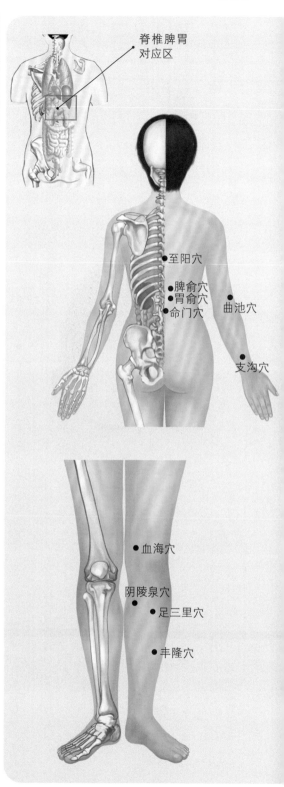

❹ 曲池穴、支沟穴

用面刮法从上向下刮拭曲池穴至支沟穴 30~60 下。

❺ 足三里穴、丰隆穴

用面刮法从上向下刮拭足三里穴至丰隆穴 30~60 下。

❻ 血海穴、阴陵泉穴

用面刮法从上向下刮拭血海穴、阴陵泉穴各 30~60 下。

毛孔粗大

毛孔粗大的人群及原因：一是皮脂溢出症患者皮肤油脂过多，其体内环境湿热，表现为毛孔粗大，皮肤油润有余；二是日照过多或是肺气虚、年龄大者，这类人毛孔大，皮肤干燥、欠光泽，多伴皱纹或者色素斑。

皮肤油润、毛孔粗大者，用平补平泻法重点刮拭曲池穴、偏历穴、列缺穴、大肠俞穴、三焦俞穴、天枢穴、上巨虚穴、肺俞穴及面部、足部的大肠区。皮肤干燥、欠光泽、毛孔粗大者，用补法重点刮拭中府穴、肺俞穴、脾俞穴、胃俞穴、足三里穴及面部、足部的肺区。

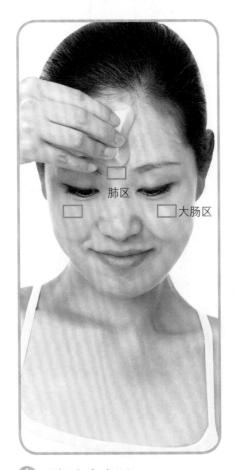

① 面部全息穴区

用推刮法推刮大肠区、肺区，每个部位刮拭 15~20 下。

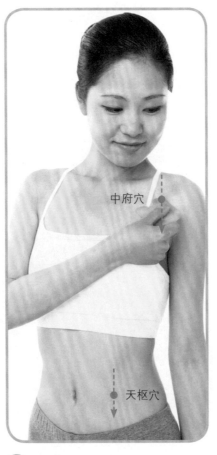

② 中府穴、天枢穴

用单角刮法从上向下隔衣刮拭中府穴、天枢穴各 30~60 下。

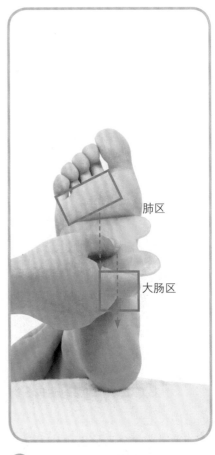

③ 足底肺区、大肠区

用面刮法刮拭足底肺区、大肠区各 30~60 下。

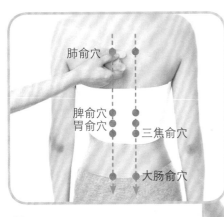

④ 肺俞穴、脾俞穴、胃俞穴、三焦俞穴、大肠俞穴

用面刮法从上向下分段刮拭双侧肺俞穴、脾俞穴、胃俞穴、三焦俞穴至大肠俞穴30~60下。
（本图仅为示意，刮时不隔衣）

⑤ 曲池穴、偏历穴

用面刮法从上向下刮拭曲池穴至偏历穴30~60下。

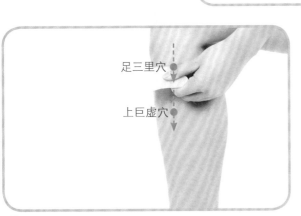

⑥ 足三里穴、上巨虚穴

用面刮法从上向下刮拭足三里穴、上巨虚穴各30~60下。

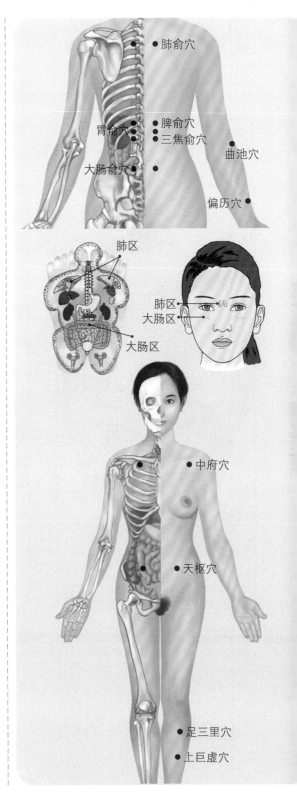

皮肤干燥

　　当天气寒冷、睡眠不足、体力透支、消化功能障碍或其他原因导致血液循环不良时，或过度节食减肥、精神压力过大而导致营养摄入不足时，皮肤保存水分的能力和分泌皮脂的能力都会下降。中医认为皮肤干燥与阴液不足、肺脏气阴两虚有关，肺脏保健刮痧有利于皮肤细胞代谢，从根本上缓解皮肤干燥。

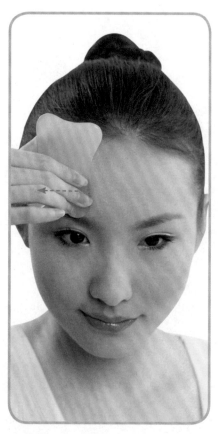

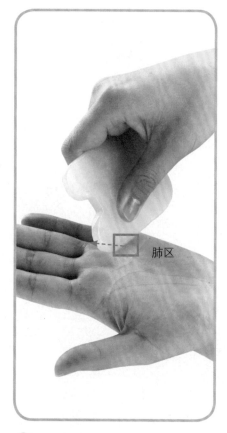

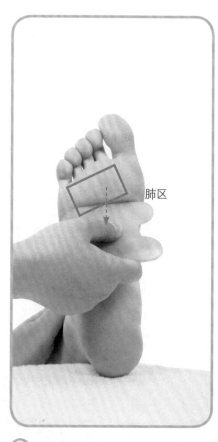

① 面部

用平刮法以额头、眼周、面颊、口唇周围、鼻部、下颌的顺序各刮拭15下。（额头、眼周、面颊、口唇周围、下颌从内向外刮拭，鼻部从上向下刮拭）

② 手掌肺区

用面刮法从上向下刮拭手掌肺区30~60下。

③ 足底肺区

用面刮法刮拭足底肺区30~60下。

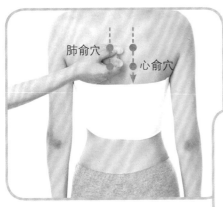

④ 心俞穴、肺俞穴

用面刮法从上向下刮拭肺俞穴
至心俞穴 30~60 下。

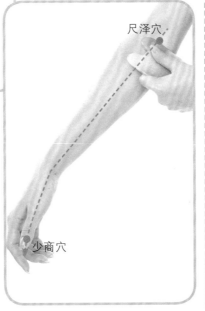

⑤ 尺泽穴、少商穴

用面刮法从上向下刮拭尺泽穴
至少商穴 30~60 下。

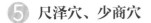

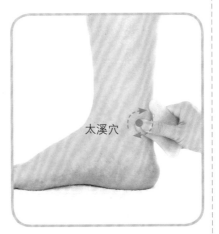

⑥ 膻中穴

用单角刮法从上向下刮膻中穴
30~60 下。（本图仅为示意，刮
时不隔衣）

⑦ 太溪穴

用平面按揉法按揉太溪穴
30~60 下。

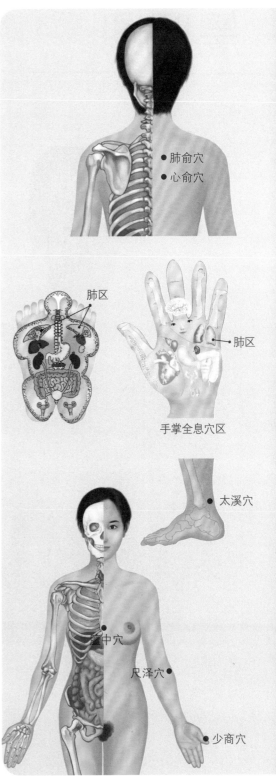

手掌全息穴区

黑眼圈

黑眼圈不仅与熬夜有关，更是肝肾两虚、血瘀的表现。有黑眼圈的人往往还伴有睡眠不足、腰酸痛、精力减退等现象。

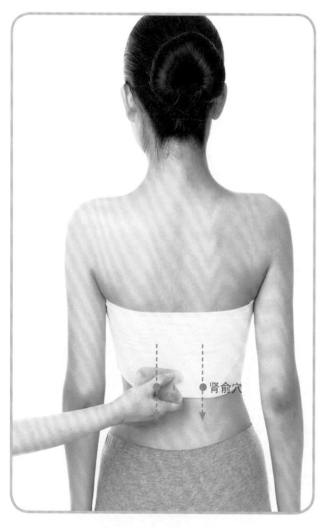

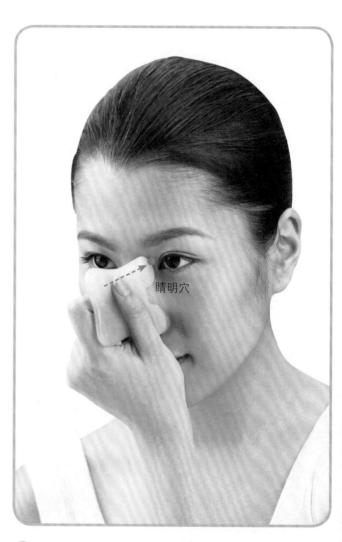

① 肾俞穴

用面刮法从上向下刮拭双侧肾俞穴各30~60下。（本图仅为示意，刮拭不隔衣）

② 睛明穴

用垂直按揉法按揉内眼角稍上方睛明穴10~15下，并寻找疼痛点和有沙砾、结节样的部位，重点按揉。

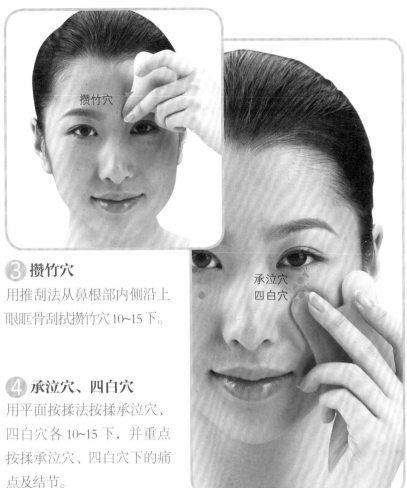

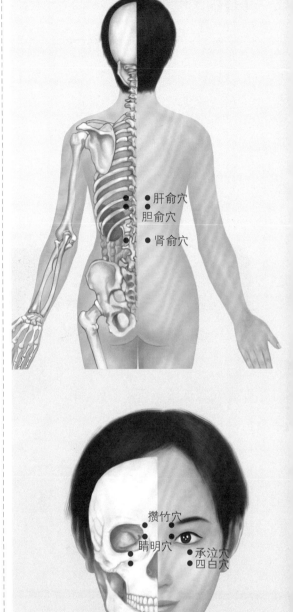

③ 攒竹穴

用推刮法从鼻根部内侧沿上眼眶骨刮拭攒竹穴 10~15 下。

④ 承泣穴、四白穴

用平面按揉法按揉承泣穴、四白穴各 10~15 下，并重点按揉承泣穴、四白穴下的痛点及结节。

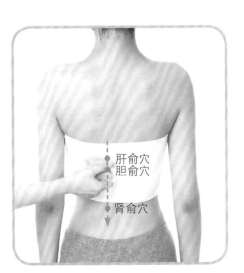

⑤ 肝俞穴、胆俞穴、肾俞穴

用面刮法从上向下刮拭肝俞穴、胆俞穴至肾俞穴 30~60 下。（本图仅为示意，刮拭不隔衣）

眼袋

　　随着年龄的增长，逐渐会出现眼袋，眼袋过早出现或眼袋过于明显者，常见原因有两个，一是脾胃气虚，眼袋的特点是松弛下垂，皮肤欠光泽，皱纹明显，多伴有消化功能弱，食欲减退，腹胀、腹泻症状；二是肝脾功能失调，痰湿阻络，眼袋特点是饱满鼓胀，皮肤油润，多伴有食欲旺盛，血脂增高迹象。

　　眼袋松弛者用补法刮拭，重点刮拭脾俞穴、胃俞穴，脾脏、胰腺体表投影区，平面按揉法按揉足三里穴、阴陵泉穴。眼袋饱满鼓胀者用平补平泻法刮拭，重点刮拭肝俞穴、胆俞穴、脾俞穴、胃俞穴、阴陵泉穴、足三里穴、丰隆穴、肝胆体表投影区。

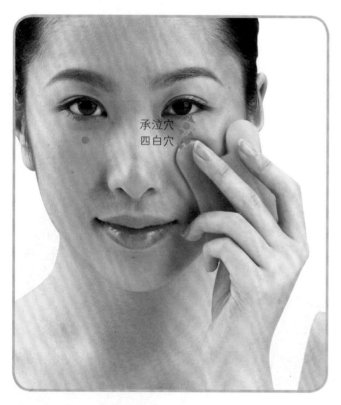

承泣穴
四白穴

① 承泣穴、四白穴
用平面按揉法按揉承泣穴、四白穴各 10~15 下，并重点按揉承泣穴、四白穴下的痛点及结节。

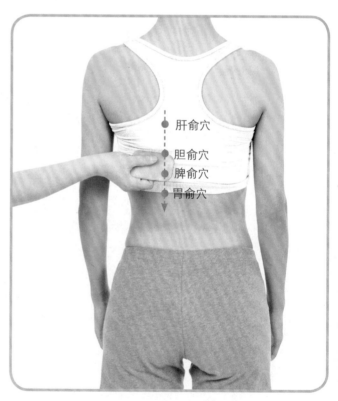

肝俞穴
胆俞穴
脾俞穴
胃俞穴

② 肝俞穴、胆俞穴、脾俞穴、胃俞穴
用面刮法和双角刮法从上向下刮拭肝俞穴、胆俞穴、脾俞穴至胃俞穴 30~60 下。（本图仅为示意，刮时不隔衣）

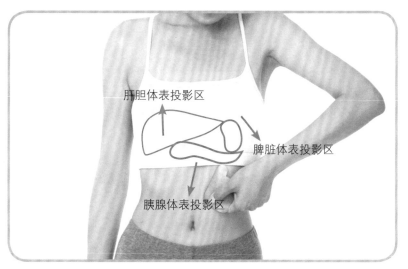

③ 脾脏、胰腺体表投影区

用平刮法从内向外沿肋骨走向刮拭脾脏、胰腺体表投影区各 30~60 下,眼袋饱满鼓胀者加刮肝胆体表投影区 30~60 下。(本图仅为示意,刮时不隔衣)

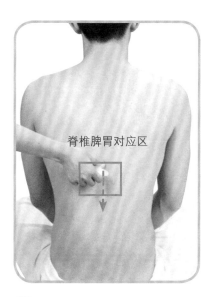

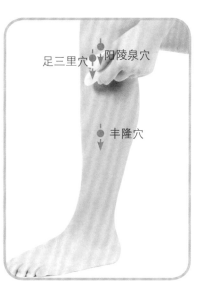

④ 脊椎脾胃对应区

分别用双角刮法和面刮法从上向下刮拭脊椎脾胃对应区 30~60 下。

⑤ 足三里穴、阳陵泉穴、丰隆穴

用面刮法从上向下刮拭或平面按揉法按揉足三里穴、阳陵泉穴、丰隆穴各 30~60 下。

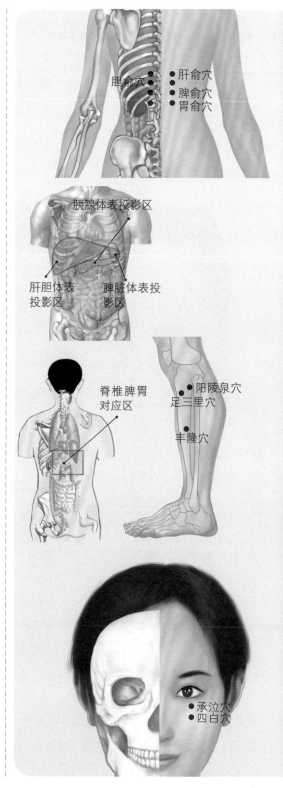

皮肤松弛

皮肤、皮下组织和肌肉新陈代谢功能下降是导致皮肤松弛的根本原因。中医认为，肺主皮毛，脾主肌肉。脾肺功能良好的人，能为肌肤提供充足的营养，肌肤就会富有弹性而紧致，衰老速度减慢，看起来要比同龄人年轻。反之，脾肺功能减弱，肌肤就会弹性减弱、过早松弛。每3天做一次面部刮痧，可收到紧致肌肤的效果。预防和改善皮肤松弛，要从面部和脏腑两方面同时调理。

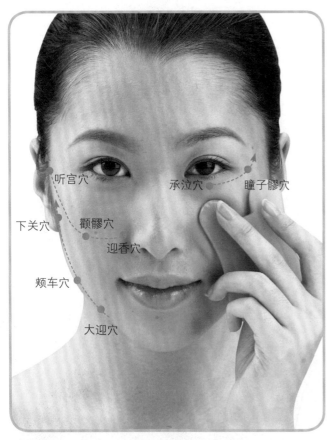

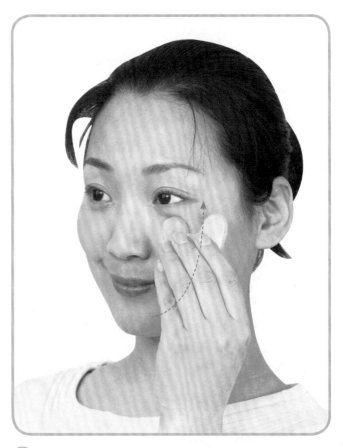

1 承泣穴、瞳子髎穴、听宫穴、颧髎穴、迎香穴、大迎穴、颊车穴、下关穴

用平刮法从内向外上方刮拭承泣穴至瞳子髎穴15~20下，从迎香穴经颧髎穴至听宫穴15~20下，从大迎穴经颊车穴至下关穴15~20下，并在每一步骤的起止点穴位做平面按揉。

2 面部

将刮痧板平置于手掌心，平贴于面颊，从下向上用揉刮法作缓慢、柔和的弧线移动刮拭15~20下，并在下颌、口角、鼻翼、眼角处做平面按揉。

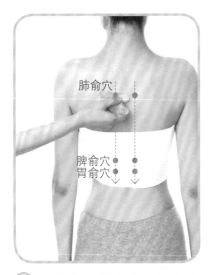

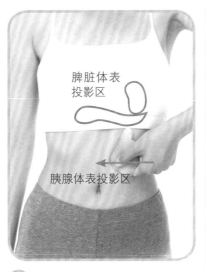

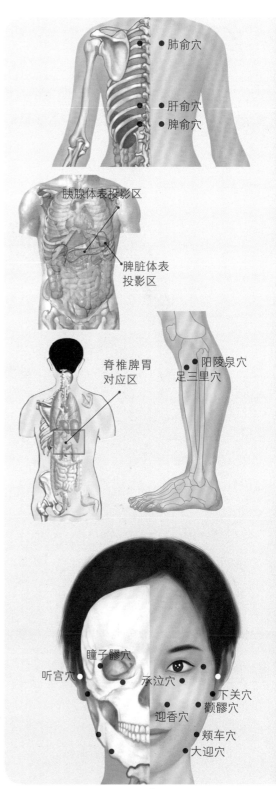

❸ 肺俞穴、脾俞穴、胃俞穴

分别用面刮法和双角刮法从上向下刮拭双侧肺俞穴、脾俞穴至胃俞穴各30~60下。（本图仅为示意，刮时不隔衣）

❹ 脾脏、胰腺体表投影区

用平刮法从内向外沿肋骨走向刮拭脾脏、胰腺体表投影区各30~60下。（本图仅为示意，刮时不隔衣）

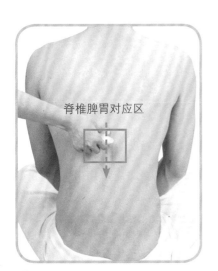

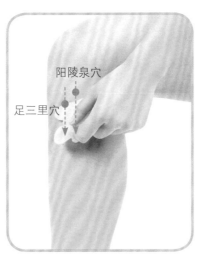

❺ 脊椎脾胃对应区

用双角刮法和面刮法从上向下刮拭脊椎脾胃对应区30~60下。

❻ 足三里穴、阳陵泉穴

用面刮法刮拭或平面按揉法按揉足三里穴、阳陵泉穴各30~60下。

红血丝

有些人面颊总是不均匀地呈现红斑状，细看可见丝状毛细血管，俗称"红血丝"。这是由于毛细血管壁弹性降低，脆性增加，导致血管扩张甚至破裂造成的。此时，养心调肝有助于改善红血丝症状。

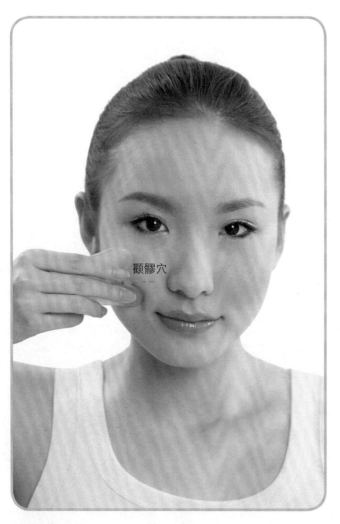

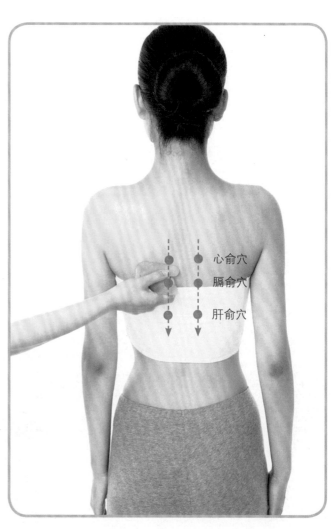

1 颧髎穴

用推刮法从内向外刮拭颧髎穴 15~20 下，并仔细寻找颧髎穴处的疼痛点及沙砾、结节，用平面按揉法按揉颧髎穴的痛点。（注意千万不要刮拭红血丝的区域）

2 心俞穴、膈俞穴、肝俞穴

用面刮法自上而下刮拭双侧心俞穴、膈俞穴至肝俞穴各 30~60 下。（本图仅为示意，刮时不隔衣）

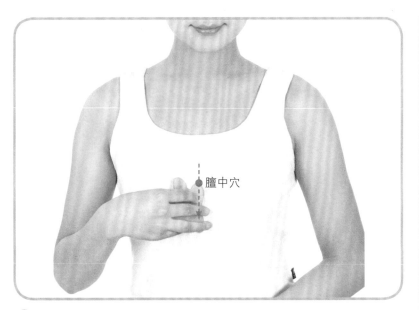

❸ 膻中穴

用单角刮法从上向下隔衣刮拭膻中穴 30~60 下。

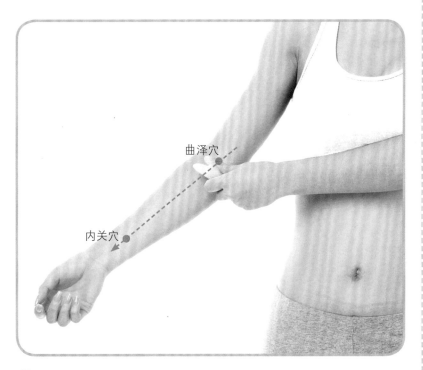

❹ 曲泽穴、内关穴

用面刮法从上向下刮拭曲泽穴至内关穴 30~60 下。

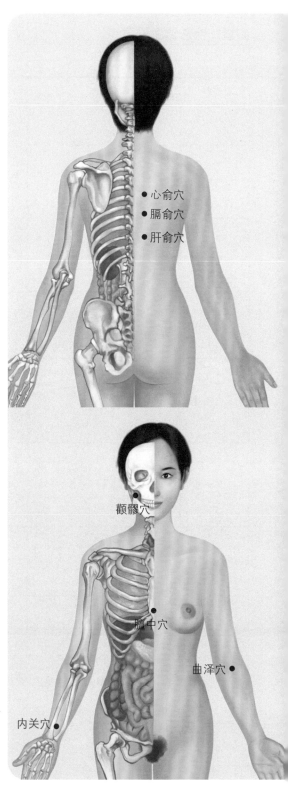

附录：辨别体质简表

体质	症状表现	面诊	手诊	舌诊
阳虚体质	畏寒怕冷，消化不良，精神不振，尿频尿多	面色苍白中略带微青，以额头和下颏更为明显，口唇青暗，皮肤不温，眼神不敏锐	手一年四季温度低，手掌颜色偏白，光泽度差，手掌偏薄，大小鱼际不饱满，皮肤弹性差，手指偏细长	舌胖嫩，舌体胖大，舌边有齿痕，舌色淡或青暗，舌苔润
阴虚体质	形体消瘦，皮肤无华，心烦失眠，头晕易累，手脚发热	肤质较干，有时面色微红，多见于两颧之处；内眼角多见红血丝，口唇偏干、易脱皮、干裂	手掌心温度高于手背的温度，常觉掌心发热、发烫；手掌心颜色微红，手掌、手指形态细长	舌形瘦小，舌红少津或有裂纹，少苔或无苔，易患溃疡
气虚体质	气短懒言，肢体容易疲乏，面色偏黄，头发不华，头晕健忘	面色苍白欠光泽，常面露倦容，皮肤松弛，口唇色淡，早生皱纹	手指、手掌肌肉不饱满、弹性差，手绵软无力	舌体胖大，舌边有齿痕，舌色淡红，舌苔薄白
痰湿体质	腹部肥满，皮肤多油，身重不爽，口黏腻，困倦	面胖润，眼泡微浮，面部油脂分泌多，感觉油溢于表，易生痤疮	手背、手掌皮肤油脂分泌旺盛，掌形多厚实，手掌颜色发暗，易出汗	舌体胖大，舌苔厚腻或苔薄而润
湿热体质	面垢油光，口苦，急躁易怒，身重困倦	皮肤不清爽，污垢油光，毛孔粗大，额头、下颏及面颊口周易生痤疮，眼白多见红血丝，鼻部颜色偏红	手总是温暖、湿润，手指粗壮，中年后易出现掌心汗多、发黏，手掌颜色偏暗红	舌体胖大，舌色偏红，舌苔黄厚而腻
血瘀体质	急躁，健忘，肤色晦暗，易出瘀斑，头发易脱落，皮肤干，女性多有痛经	面部皮肤干燥，面色晦暗，欠光泽，口唇色暗，中年以后易出现黄褐斑、黑眼圈等	手掌颜色暗红或发青，手掌、手指青筋暴露，手指末端颜色暗红	舌体胖大，舌色暗或青紫，容易出现瘀斑，舌下静脉青暗、弯曲、凸起
气郁体质	易抑郁，时常烦闷不乐，睡眠差，胸闷胸痛，容易受惊	面色发青，重者可见色青暗，欠光泽，青年时面部可见痤疮，中年以后易出现黄褐斑	中指、无名指根部变细，漏缝；重者掌色发青或发黄，没有光泽	舌两侧暗红；严重者可见舌色偏暗，两侧有隐隐的暗青色
特禀体质	容易过敏，性情烦躁，常伴有哮喘、咽痒、鼻塞	平时面色正常，或因人而异有偏红、偏青者等，遇到气候变化或过敏原时面部会出现红斑、丘疹	个体差异较大，手形、手色的改变无明显规律，部分人手指偏细长，手部皮肤干燥或掌心多汗	舌体、舌苔没有共性规律
平和体质[①]	面色红润有光泽，头发稠密，目光有神	面色红黄隐隐，皮肤滋润，光泽度好，毛孔细腻，眼睛明亮，口唇润泽微红	手掌温暖，皮肤滋润有光泽，黄色中微透着红色，有光泽；五指丰满、畅直、灵活、有力	舌色淡红

①：平和体质为健康的体质，其他八种体质需调理。